中国医学临床百家·病例精解

首都医科大学附属北京友谊医院

风湿免疫科疾病
病例精解

段　婷 / 主编

科学技术文献出版社
SCIENTIFIC AND TECHNICAL DOCUMENTATION PRESS
·北京·

图书在版编目（CIP）数据

首都医科大学附属北京友谊医院风湿免疫科疾病病例精解/段婷主编 . —北京：科学技术
文献出版社，2019.7（2021.1重印）
ISBN 978-7-5189-5434-6

Ⅰ. ①首…　Ⅱ. ①段…　Ⅲ. ①风湿性疾病—免疫性疾病—病案—分析　Ⅳ. ①R593. 21

中国版本图书馆 CIP 数据核字（2019）第 067643 号

首都医科大学附属北京友谊医院风湿免疫科疾病病例精解

策划编辑：王梦莹　责任编辑：李　丹　王梦莹　责任校对：张吲哚　责任出版：张志平

出　版　者	科学技术文献出版社
地　　　址	北京市复兴路 15 号　邮编 100038
编　务　部	（010）58882938，58882087（传真）
发　行　部	（010）58882868，58882870（传真）
邮　购　部	（010）58882873
官 方 网 址	www. stdp. com. cn
发　行　者	科学技术文献出版社发行　全国各地新华书店经销
印　刷　者	北京虎彩文化传播有限公司
版　　　次	2019 年 7 月第 1 版　2021 年 1 月第 2 次印刷
开　　　本	787×1092　1/16
字　　　数	170 千
印　　　张	14. 75
书　　　号	ISBN 978-7-5189-5434-6
定　　　价	108. 00 元

《首都医科大学附属北京友谊医院风湿免疫科疾病病例精解》

编　委　会

主　编

段婷，主任医生，现任首都医科大学附属北京友谊医院风湿免疫科主任，北京医学会风湿病学分会委员，北京中西医结合学会风湿病专业委员会委员，首都医科大学风湿病学系学术委员会委员，亚太医学生物免疫学会理事会理事，世界疼痛医师学会中国分会委员，《北京大学学报（医学报）》审稿人，《中华临床

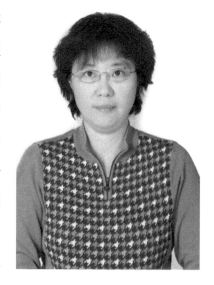

医生杂志》编委。北京市卫生局，西城区区卫生局医疗事故技术鉴定专家库成员，北京市卫生局伤残（工伤）鉴定委员会成员，西城区病残儿医学鉴定专家组成员，北京市劳动能力鉴定委员会医疗卫生专家库成员，中国人民解放军总后勤部医学会医疗事故技术鉴定专家库成员。从事内科临床医疗工作三十余年，对类风湿关节炎、系统性红斑狼疮、干燥综合征、多发性肌炎/皮肌炎、系统性硬化病，以及痛风、骨关节炎、强直性脊柱炎、银屑病关节炎等疾病有深入的研究，在诊断、治疗、预防等方面积累了丰富的经验，取得了良好的临床效果。同时在多种国家级杂志上发表论文30余篇，曾参与《实用内科学》及《内科学手册》的编写，参与翻译《凯利风湿病学（第七版）》，主编《实用风湿免疫科查房医嘱手册》。

前　言

　　风湿病学在中国起步较晚，但经过风湿免疫医务人员四十年的努力，尤其随着分子生物学和免疫学的快速发展，对风湿免疫病的认识得到了迅速的提高。风湿病的临床表现复杂，可累及多个系统，与血液、肾病、呼吸、消化、心血管等各亚专业存在交叉，是跨学科的一类疾病。很多被认为是疑难杂症的疾病最终可能确诊为风湿病。为了有助于年轻医生和非风湿免疫专业的医生了解此类疾病，我们编写了这本书，旨在开拓大家的临床思路。

　　本书从临床实用角度出发，通过30例或典型或少见或疑难的临床病例，分析了各种风湿病的临床特点、诊断分析和治疗处理，配有生动的图片，简明扼要的图表，对每个病例进行了详细地解析和文献复习，还有专家对病例的点评，指出病例的重点和难点，非常有助于读者培养良好的临床思维习惯。要成为一名好的临床医生，我们强调要从患者身上学习，在临床实践中学习，不断积累临床知识，才能提高技术水平。期望本书能够帮助医学生、研究生、住院医生、风湿免疫专业年轻医生开拓思维，解决临床实际工作中遇到的问题。

　　在本书编写过程中全体风湿科的同仁付出了辛勤的劳动，在此表示诚挚的感谢！风湿病学发展日新月异，编写过程中难免存在缺憾和疏漏，恳请同道批评指正。

目　录

附录

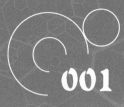

001
全身水肿－低蛋白血症－
SLE 所致蛋白丢失性肠病

病历摘要

患者，女性，20岁。

主诉：间断水肿5年，再发4个月。

现病史：患者5年前无明显诱因出现水肿，开始为双眼睑浮肿，晨起为著，后水肿进行性加重，发展为全身可凹性水肿，伴尿量减少，无发热、光过敏、皮疹、口腔溃疡、脱发、关节疼痛，无胸闷、憋气、腹胀、乏力、恶心、纳差等。当时于我院肾病科门诊，查血常规 WBC 11.51×10^9/L，HGB 142g/L，PLT 424×10^9/L，ESR 99mm/h；尿常规：蛋白（＋）、白细胞（＋）；尿蛋白定量 <0.15g/24h；生化：ALB 13.1g/L，CHOL 6.0mmol/L，TG 2.17mmol/L，ANA 1：1280（斑点型），ENA：SSA＋52KD，抗 dsDNA 和抗 Sm 抗体阴

性，IgG 589mg/dl，补体 C_3 64.8mg/dl，胸片：右侧中等量胸腔积液，腹部超声：腹腔少量积液，胆囊壁增厚。肾穿病理示：可见16个肾小球，毛细血管基底膜弥漫性增厚，系膜细胞和基质轻度节段增生，上皮下、系膜区可见嗜复红蛋白沉积，约5%肾小管萎缩，肾间质小动脉壁无明显改变，HBsAg（＋＋）、HBcAg（＋＋），免疫荧光：IgG（＋＋＋＋），IgA（＋），IgM（＋＋），C_3（＋），Fib（＋），C_1q（＋）在系膜区和毛细血管基底膜呈颗粒状沉积。符合：非典型膜性肾病。诊断考虑"系统性红斑狼疮、狼疮性肾炎（非典型膜性肾病）"，予甲强龙500mg冲击治疗3天，序贯强的松50mg/d，联合环磷酰胺0.8g每2周一次治疗原发病，间断输蛋白利尿消肿，激素逐渐减量，维持治疗3个月后全身浮肿较前好转，患者自行停药，后于中医院口服中药汤剂治疗。

4个月前感冒后再次出现足踝部水肿，后出现进行性加重的全身浮肿，逐渐出现下肢、颜面部及眼睑水肿，伴泡沫尿、尿量减少（尿量约200ml/d）、纳差、脱发，无发热、光过敏、口腔溃疡、关节疼痛等，2个月前开始出现腹泻，为水样便，不伴腹痛、黏液及脓血便，就诊于我院急诊，查 TP 31.3g/L，ALB 13.1g/L，GLO 18.3g/L，Ca 1.71mmol/L，尿常规：PRO（＋），LEU（＋＋），BIL（＋），URO（＋）；胸片示胸腔积液，腹部超声示腹腔积液，予输蛋白利尿消肿，为进一步诊治再次收入院。

体格检查：T 36.8℃，P 78 次/分，R 18 次/分，BP 110/60mmHg。神清，精神可，全身皮肤黏膜无苍白、黄染，无紫癜及瘀斑、溃疡、无皮疹。全身浅表淋巴结未及肿大。双下肺叩诊浊音，双下肺呼吸音低，以右下肺为著，未闻及干湿性啰音。心率78次/分，律齐，心音有力，各瓣膜听诊区未闻及病理性杂音。腹膨隆，无肌紧张、压痛、反跳痛，移动性浊音阳性，肠鸣音 3 次/分。四肢大小关节未见畸形和活动障碍。颜面部及眼睑水肿，四肢对称性可凹性水肿，腹壁及会阴部水肿。四肢肌力、肌张力正常。

辅助检查：

血常规：WBC 10.7×10^9/L，GR 78.8%，HGB 116g/L，PLT 455×10^9/L。ESR 54mm/h，CRP＜1mg/L。

生化：ALT 6U/L，AST 15U/L，ALP 26U/L，GGT 4U/L，TP 25.6g/L，ALB 9.7g/L，GLO 15.9g/L，CHE 5.29KU/L，Cr 46.1μmol/L，BUN 1.94mmol/L，UA 185μmol/L，CHOL 7.63mmol/L，TG 1.21mmol/L，HDL－C 0.64mmol/L，LDL－C 6.21mmol/L，Ca 1.68mmol/L，P 1.3mmol/L，K 3.77mmol/L，Na 137.4mmol/L。

尿常规：PRO（－），BLD（＋），LEU（－），RBC 7.9/μl，WBC 0/μl，SG 1.025。

尿蛋白四项：微量白蛋白 7.21mg/dl，α_1－微球蛋白 2.26mg/dl，转铁蛋白 0.24mg/dl，免疫球蛋白 IgG 2.35mg/dl。

两次尿蛋白定量：＜0.15g/24h。

尿红细胞形态：红细胞 0~2 个/H，正常形态 0%，异常形态 0%。

便常规＋潜血：阴性。

便球杆比：多量阳性球菌，少量阴性杆菌。

肥达＋外斐氏反应：均阴性。

ANA 1∶80，ENA（－），RF（－），ASO（－），免疫球蛋白＋补体：IgG 404mg/dl，IgA 66.8mg/dl，IgM 91.3mg/dl，C_3 51.8mg/dl，C_4 11.1mg/dl。

DIC：PT 11.3 s，PT（A）144%，APTT 39.3s，Fbg 6.28g/L，FDP 11.56μg/ml，D－Dimer 4.55μg/ml。

甲状腺功能：TU 51.9%（35%～45%），T3 30.45ng/dl（73.45～156.93ng/dl），T4 38.68ng/dl（71.47～130.36ng/dl），FT3 1.54μg/ml（2.36～3.7μg/ml），FT4 0.68μg/ml（0.71～1.2μg/ml），TSH

1. 45μIU/ml （0. 51~4. 85μIU/ml）。

胸片：双下肺炎症可能，请结合临床建议复查。双侧少量胸腔积液，建议复查。

腹部超声：胆囊缩小，胆囊壁增厚，腹腔积液。

甲状腺超声：甲状腺回声不均匀，血流较丰富。

双肾上腺超声：双肾上腺区未见占位。

下肢静脉超声：双下肢静脉血流通畅。

超声心动图：各房室内径正常，左室射血分数正常，各瓣膜无异常，室壁不厚，室壁运动协调。

腹部 CT（图1）：小肠肠壁增厚，肝左叶体积增大，门脉主干略宽，请结合临床。腹腔积液，皮下水肿。双侧胸腔积液。右肺下叶炎症可能。

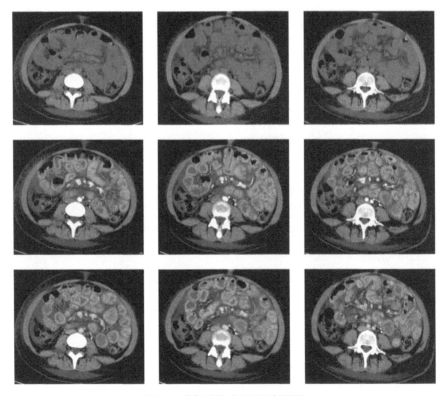

图1 腹部 CT 小肠肠壁增厚

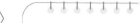

肾动态显像：双肾功能正常。双肾 GFR：左侧 57.1，右侧 49.8。

垂体核磁：垂体微腺瘤不除外，请结合临床。

^{99m}Tc 标记人血清白蛋白（^{99m}Tc – HSA）核素显像（图2）：失蛋白显像显示肠蛋白丢失，可能漏出部位位于空、回肠区域。

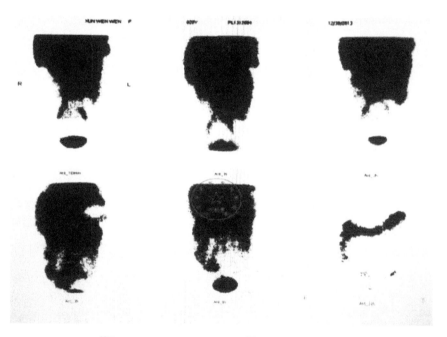

图2　^{99m}Tc 标记人血清白蛋白（^{99m}Tc – HSA）核素显像

诊断： 系统性红斑狼疮，蛋白丢失性肠病，肠道菌群失调。

治疗方案： 甲强龙80mg，每日1次，连续一周，后序贯甲强龙40mg，每日1次，联合 CTX 800mg，每2周静脉注射，硫酸羟基氯喹200mg，每日两次口服。

病例分析

患者年轻女性，以水肿、低蛋白血症起病，伴多浆膜腔积液，

笔记

5

ANA 阳性，肾穿病理提示狼疮性肾炎（病理类型为非典型膜性肾病），诊断系统性红斑狼疮（systemic lupus erythematosus，SLE），予激素及环磷酰胺治疗后病情缓解，患者自行减停药物。之后再次出现全身水肿，严重低蛋白血症，反复多次尿检提示蛋白阴性，尿蛋白定量正常，仔细追问病史，患者发病以来有慢性腹泻的情况，考虑 SLE 累及消化道可能。SLE 的胃肠道表现可出现蛋白丢失性肠病，该诊断取决于肠道蛋白丢失的证据，并除外引起低蛋白血症的其他原因，如蛋白尿、肝病、蛋白合成减少或营养不良。该病通常发生于年轻女性，特征是严重水肿和低蛋白血症发作，但没有肾病范围蛋白尿。50% 患者出现严重腹泻，蛋白丢失性肠病通常出现于伴多器官受累的临床严重的 SLE 患者中。

正常胃肠道不会大量参与血浆蛋白质的分解代谢，血浆蛋白质进入胃肠道后会迅速降解为氨基酸，并被重新吸收进入门脉循环。血浆蛋白质可通过以下机制漏入肠道：①炎性渗出：黏膜损伤可以导致富含蛋白质的体液穿过糜烂上皮渗出。黏膜受累程度通常与蛋白质丢失程度相关；②黏膜通透性增加：胃、小肠和结肠的黏膜完整性改变可以导致蛋白质漏入胃肠道腔内；③淋巴液从肠道丢失：肉芽肿或肿瘤累及淋巴系统、淋巴系统先天性异常或静脉瘀滞性疾病（如充血性心力衰竭或缩窄性心包炎）所致淋巴管阻塞可以导致淋巴管压力升高。淋巴管压力升高可引起乳糜微粒和脂溶性维生素的吸收减少、肠道淋巴细胞再循环进入外周循环减少，以及淋巴液漏入肠腔。

蛋白丢失性肠病的治疗由两部分组成：膳食治疗以改善营养，针对基础疾病的治疗。狼疮相关的蛋白丢失性肠病通常对糖皮质激素治疗反应良好，但包括硫唑嘌呤和环磷酰胺在内的免疫抑制剂也已应用。

📋 病例点评

　　本例是以全身明显水肿和严重的低白蛋白血症为主要特点的患者，但常规检查并未发现低蛋白的原因，如常见的肾脏蛋白丢失（如蛋白尿）、蛋白合成不足（如肝病）、蛋白质供应不足（如蛋白质营养不良）等原因，结合患者有腹泻的病史，应怀疑存在蛋白丢失性肠病。关键是如何证实蛋白经肠道丢失，为此做了^{99m}Tc标记的人血清白蛋白（$^{99m}Tc-HSA$）核素显像，获得了确切的肠道失蛋白的证据，而且定位漏出部位位于空、回肠区域。蛋白丢失性肠病是SLE胃肠道表现之一，应该引起临床医生的重视。

参考文献

1. Law S T, Ma K M, Li K K. The clinical characteristics of lupus related protein - losing enteropathy in Hong Kong Chinese population：10 years of experience from a regional hospital. Lupus，2012，21（8）：840 - 847.

2. Tian X P, Zhang X. Gastrointestinal involvement in systemic lupus erythematosus：insight into pathogenesis，diagnosis and treatment. World J Gastroenterol，2010，16（24）：2971 - 2972.

笔记

002

发热、皮疹、关节痛 – 双肺弥漫结节 – 成人 Still 病所致急性间质性肺炎

病历摘要

患者，女性，22 岁。

主诉： 反复皮疹 1 个月，发热半月，双下肢肌痛 10 天。

现病史： 1 个月前进食辛辣食物后出现躯干、四肢红色斑丘疹（图 3），瘙痒不明显，无发热、咽痛、尿频、尿急、腹痛、腹泻等伴随症状，自服抗过敏药物及炉甘石洗剂外用后，皮疹可减轻。半月前患者出现发热，体温最高达 40℃，下午及夜间为主，伴咳嗽、咳少量白痰、食欲减退，无寒战、咽痛等，就诊于外院，考虑"上呼吸道感染"，给予静点阿奇霉素治疗 3 天，效果不佳。后患者仍间断发热，伴皮疹加重，就诊于某三甲医院，血常规：WBC 13.76×10^9/L，GR 86.5%，HGB 108g/L，PLT 330×10^9/L，

笔记

CRP 65.22mg/L，皮肤科诊为"感染性荨麻疹"，予开瑞坦、皿治林、维生素 C 口服后皮疹减轻，仅下肢可见少许红色斑丘疹，仍间断发热，未进一步诊治。10 天前出现双下肢肌肉肿痛，左侧为著，无明显关节肿痛，为进一步诊治收入院。

既往体健，无特殊病史。

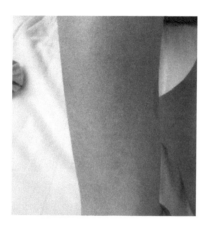

图 3　下肢充血性皮疹

体格检查： T 39℃，P 84 次/分，R 22 次/分，BP 120/75mmHg。神清，精神可，下肢可见少许红色斑丘疹。颈部、双侧腹股沟可触及数枚肿大淋巴结，咽充血，扁桃体不大，双肺呼吸音粗，未闻及干湿性啰音。心率 84 次/分，律齐，未闻及病理性杂音。腹平软，无压痛、反跳痛、肌紧张，Murphy 征（−），移动性浊音（−），肠鸣音 3～4 次/分。双小腿屈侧肌肉略肿胀，左侧为著，压痛（＋）。四肢关节肿胀（−），压痛（−）。双下肢无水肿。

辅助检查：

血常规：WBC 10.8×10^9/L，GR 87.3%，HGB 93g/L，HCT 26.5%，MCV 75fl，MCH 26.2pg，PLT 195×10^9/L。ESR 102mm/h，CRP 68mg/L。血清铁蛋白 1605ng/ml。

尿常规：（−），便常规＋潜血：（−）。

生化：ALT 94U/L，AST 51U/L，ALP 72U/L，GGT 64U/L，ALB 34.2g/L，GLO 36.6g/L，CHE 4.96KU/L，Cr 58μmol/L，BUN 1.2mmol/L，UA 158μmol/L。

血清肌酶：AST 56U/L，LDH 440U/L，CK 41U/L，CK - MB 0.1ng/ml，A - HBDH 286U/L，TnI 0ng/ml

血浆内毒素：0.07EU/ml（0～0.075EU/ml）。

病毒九项：阴性。

肺炎支原体抗体测定：阴性。

两次血培养：阴性，咽拭子培养：正常菌群，尿培养：未生长细菌，痰培养：正常菌群。

结核感染 T 淋巴细胞检测：阴性。

免疫化验：ANA（－），ENA（－），RF（－），ASO（－），免疫球蛋白：IgG 1350mg/dl，IgA 532mg/dl，IgM 196mg/dl，补体 C_3，补体 C_4 正常。

胸部 CT：右肺尖及下叶背段胸膜下结节影，炎症？双侧斜裂胸膜略增厚，两侧胸腔少量积液。

腹部超声：肝、胆、胰、脾、肾未见异常。

左侧腹股沟淋巴结超声：左侧腹股沟见多发低回声淋巴结，大者约 $1.1cm \times 0.4cm$，边界清，规则。

骨穿：骨髓增生明显活跃，M：E = 5.14：1。粒系增生明显活跃，早、中、晚幼阶段粒细胞比例均明显增高，中幼及以下阶段部分细胞可见胞质中颗粒增粗，成熟阶段细胞可见中毒颗粒。红系增生明显活跃，各阶段细胞形态无明显异常。淋巴与单核细胞形态无异常。浆细胞4.5%，形态无明显异常。约 $4.5cm^2$ 涂片可见巨核细胞98个，可见成堆及散在血小板。符合感染骨髓象。

淋巴结穿刺：（腹股沟淋巴结）穿刺淋巴组织 2 小条，其中 1

条部分区域可见滤泡样结构，淋巴组织以中小淋巴细胞为主，未见明确异型细胞。免疫组化：CD20（散在及灶状＋），CD3（＋），CD21（灶状 FDC 网＋），Ki－67（30%～40%＋），CD30（散在大、中、小细胞＋），强弱不等，CD69（＋／－）。淋巴组织反应性增生。

诊断：成人 Still 病。

治疗方案：洛索洛芬片 60mg，每日 3 次，西替利嗪、赛庚啶、复方甘草酸苷治疗，体温控制，皮疹消退，肌痛缓解。

3 个月后第二次住院。

再次发热 1 个月，伴下肢皮疹、多关节肿痛。

1 个月前无诱因再次发热，最高 39℃，下午及夜间为主，伴咽痛，下肢散在红色斑疹，无瘙痒，发热时皮疹明显，体温正常时皮疹消退，同时出现多关节肿痛，累及右腕、左肩、左膝关节，抬举、持物活动明显受限。

体格检查：体温 39℃，咽红，扁桃体不大。颈部和腹股沟可触及多发肿大淋巴结，直径约 1cm，质软，界清，活动度可。双肺呼吸音清，未闻及干湿啰音。双下肢可见散在红色斑丘疹，无脓疱。右腕关节肿胀（＋），压痛（＋），左膝关节肿胀（＋），压痛（＋）。

辅助检查：

血常规：WBC 18.5×10^9/L，GR 80.3%，HGB 95g/L。ESR 96mm/h，CRP 38.8mg/L。血清铁蛋白 11 666ng/ml。

肝功能：ALT 47U/L，AST 90U/L，LDH 936U/L。

免疫化验：ANA（－），ENA（－），ANCA（－），RF（－），ASO（－）。

肺炎支原体：IgM≥640（＋）。

病毒九项：（－），EBV－DNA：（－）。

布氏杆菌虎红试验：（－）。

莱姆病 IgG 抗体：（－）。

结核感染 T 淋巴细胞检测：（－）。

痰培养：阴性，痰找抗酸杆菌：（－）。

痰、尿、便涂片均未见真菌。

尿沉渣：RBC 20.5（－）/μl，BLD（＋＋）。

肿瘤标志物：CA12－5 397.5U/ml（0～35U/ml），AFP、CEA、CA19－9 正常。

NK 细胞活性：17.54%（31.54%～41.58%），可溶性 CD25 24 547pg/ml（正常小于 6400pg/ml）。

颈部淋巴结超声：双颈部和双锁骨上淋巴结多发肿大。

腹部超声：肝门部低回声结节，考虑肿大淋巴结，脾大。

下肢静脉超声：双下肢深静脉血流通畅。

腹部 CT：肝门、脾门及腹膜后多发淋巴结稍大。脾大，长径约占 8 个肋单元，厚径约 4.4cm。

颈部淋巴结活检：淋巴结结构紊乱，滤泡结构存在，部分区域副皮质区明显增生，滤泡结构不清，可见一些散在大细胞，核圆形有较大核仁，核分裂象易见，免疫组化结果支持淋巴组织反应性增生。

诊疗经过：入院后给予口服洛索洛芬60mg，每日 3 次治疗，体温恢复正常，皮疹消失，关节症状缓解。但入院第 9 天患者突然再次发热，体温高达 40℃，伴咳嗽、咳白痰、气促，不伴皮疹、关节肿痛。查体：双肺呼吸音粗，未闻及明显干湿性啰音。胸片提示双肺弥漫结节和双侧胸腔积液。胸部 CT（图4）：1. 双肺散在实质为主病变，炎症？过敏性肺炎？2. 纵隔内及双侧腋窝区多发增大淋巴结；3. 双侧胸腔积液；4. 心包少量积液；5. 肝脾体积增大。予胸腔穿刺抽取胸水送检，胸水常规：淡黄色，微混，凝固，比重 > 1.018，Rivalta 阳性，有核细胞 $1760 \times 10^6/L$，单个核细胞 80%，多核细胞 20%。胸水 ADA 9.9U/L，LDH 187U/L（80～285U/L），胸水结核分枝杆菌 PCR 荧光检测（-）。复查化验提示血白细胞较前轻度升高，转氨酶显著升高，血清铁蛋白和血沉均较前显著升高。治疗上予哌拉西林他唑巴坦、依替米星、氟康唑联合抗感染，病情无缓解，加用甲基泼尼松龙 500mg，每日 1 次静点，连续冲击治疗三天，之后改为甲基泼尼松龙 40mg，每日 1 次口服。患者体温正常，呼吸道症状好转，11 天后复查胸部 CT（图 5），双肺结节消失，双侧胸腔积液吸收。1 个月后随访，患者病情平稳，血沉和铁蛋白均降至正常。

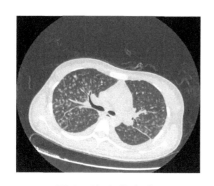
图 4 治疗前胸 CT

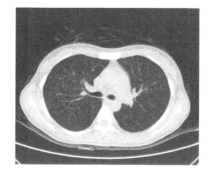
图 5 治疗 11 天后胸 CT

最终诊断：成人 Still 病，急性间质性肺炎。

病例分析

患者青年女性，急性起病，以发热（弛张热）、一过性皮疹（热退疹退）、关节炎、淋巴结肿大、脾大为主要表现，化验提示肝功能轻度异常，白细胞（以中性粒细胞升高为主）、血沉（ESR）、C 反应蛋白（CRP）升高，血清铁蛋白显著升高，抗核抗体谱阴性，类风湿因子（RF）和抗链"O"（ASO）均在正常范围。根据日本 Yamaguchi 诊断标准，临床诊断成人 Still 病（adult onset Still's disease，AOSD），此标准需排除感染性疾病、恶性肿瘤、其他风湿性疾病。本病至今无公认的统一标准，推荐应用较多的是美国 Cush 标准和日本 Yamaguch 标准。AOSD 亦无特异性诊断方法，最终诊断是建立在排除性诊断的基础上。

本例患者肺部表现不能用感染解释，因并无确切感染证据。此外，该患者肺部影像学表现变化快，不支持感染（特别是结核感染）。结合该患者影像学变化的特点，糖皮质激素治疗有效，考虑为 AOSD 的肺部表现。短暂性肺部浸润和胸膜渗出表现是 AOSD 肺部表现中最常见的。其中胸膜炎发生率 12% ~53%，间质性肺炎则为 0 ~17%，也有报道原因不明肺炎、弥漫性肺泡出血（肺毛细血管炎）、肺动脉高压、闭塞性细支气管炎伴机化性肺炎（BOOP）。AOSD 肺部表现的发病机制不清，已公认 IL-18 是 AOSD 发病机制中最重要的促炎因子，而有研究报道 AOSD 急性期血和肺组织中 IL-18 可显著升高。

病例点评

本例临床表现典型，发热、皮疹、关节痛、淋巴结肿大、脾大，炎性指标显著升高，排除了感染、肿瘤及其他风湿病，尤其是血液系统疾病，腹股沟、颈部两次不同部位淋巴结活检病理均为反应性增生。在病程后期出现急性间质性肺炎使病情加重，但及时正确的判断使用激素治疗，患者很快恢复。成人 Still 病误诊率高，诊

笔记

断过程中除外其他诊断至关重要。需要特别注意的是，即使临床诊断成人 Still 病，治疗中仍应密切观察，及时纠正诊断。

参考文献

1. Ak O, Ozer S, Cag Y, et al. An adult onset Still's disease mimicking pneumonia. Rheumatol Int, 2012, 32 (8): 2539－2541.

2. Nie H X, Ding X H, Huang Y, et al. Adult－onset Still's disease misdiagnosed as pneumonia: two case reports. Acta Reumatol Port, 2011, 36 (4): 413－417.

笔记

003
颈部肿物－眼球突出－
口干－高球蛋白血症

病历摘要

患者，男性，55 岁。

主诉：颈部肿物、眼睑肿胀 2 年，口干 3 个月。

现病史：2 年前无明显诱因发现颈部肿物，伴瘙痒，直径约 3cm，无红肿及疼痛，未重视，当时伴左眼下眼睑肿胀、眼干，外院考虑"左眼下眼睑囊肿"，予手术切除下眼睑肿胀内容物。1 年前出现右眼下眼睑肿胀，眼球突出、眼干、眼分泌物增多，偶有咳嗽，咳痰，无活动后喘憋、胸闷，无消瘦、多汗、情绪激动、手颤等不适，后眼球突出进行性加重，3 个月前出现口干，进干食需水送服，伴右下肢酸胀无力，颈部肿物较前无明显变化，无猖獗齿，无关节肿痛，无皮疹、反复口腔溃疡、雷诺现象，无肌痛，无发热、腹痛等，查球蛋白 77.2g/L，IgG 5680mg/dl，为进一步诊治收入院。

既往过敏性鼻炎、支气管哮喘病史 3 年。

体格检查：T 36.5℃，R 18 次/分，P 75 次/分，BP 120/80mmHg，神清，精神可，全身皮肤黏膜未见皮疹及皮下结节。双眼球突出，眼睑肿胀，右侧为著。左颈部可见一隆起肿物，直径约 3cm，质中，活动度可，触诊无压痛。双侧颌下可触及肿大颌下腺，无触痛，表面无红肿，双颈部未触及明显肿大淋巴结。双肺呼吸音粗，未闻及干湿罗音。心率 75 次/分，律齐，未闻及病理性杂音。腹平坦，腹软，无压痛，无反跳痛及肌紧张。肝脾肋下未及。脊柱无侧弯，活动正常，无压痛及叩击痛。四肢关节无肿胀，无压痛，活动正常，四肢肌肉无压痛，四肢腱反射正常，病理反射未引出，双下肢无水肿。

辅助检查：

血常规正常。血沉（ESR）79mm/h。

生化：总蛋白（TP）108g/L，白蛋白（ALB）30.8g/L，球蛋白（GLB）77.2g/L，余正常。

尿常规：BLD（+），PRO（-）。

尿蛋白四项：尿微量蛋白升高。

甲状腺系列及甲状腺相关抗体均正常。

风湿免疫指标：ANA 1：80（斑点型）、ENA、ANCA、RF 均阴性。

免疫球蛋白：IgG 8040mg/dl（正常 700 ~ 1600mg/dl），IgM 42.8mg/dl（正常 40 ~ 230mg/dl），IgA 61.2mg/dl（正常 70 ~ 400mg/dl），补体 C_3、补体 C_4 正常。

血清 IgG 亚类测定：IgG1 19.80g/L（正常 4.05 ~ 10.11g/L），

IgG2 7.12g/L（正常 1.69～7.86g/L），IgG3 0.86g/L（正常 0.11～
0.85g/L），IgG4 44.60g/L（正常 0.03～2.01g/L）。

免疫鉴定系列示：IgG 5680mg/dl，血 λ 轻链 8.05g/L，血 κ 轻
链 13g/L。

骨髓细胞学：浆细胞占 3.5%，偶见幼稚浆细胞。流式细胞学
检查尚未见异常表型单克隆性。浆细胞，染色体核型正常。

骨髓活检：造血组织约占 30%，三系细胞可见，粒红比 2：1，
巨核细胞最高约 7 个/HPF。

腹部超声：胆囊腔内见多发强回声团伴声影，最大直径 1cm，
胆总管宽 0.4cm，肝内外胆管未见扩张。

涎腺超声：双侧腮腺及颌下腺弥漫性病变。

甲状腺超声：甲状腺左叶囊肿（2.2cm×0.5cm）。

颈部淋巴结超声：双颈部多发淋巴结，右侧较大者约 2.2cm×
0.5cm，左侧 2.1cm×0.6cm。

前列腺超声：前列腺增生伴钙化。

五官 CT：1. 双侧泪腺区、内直肌内侧、翼上颌裂、上颌窦后
脂肪间隙及右侧视神经走行区、眶尖、眶下神经管、睑面部软组织
密度影并局部骨质破坏，炎性假瘤？淋巴瘤？2. 双侧海绵窦软组织
较厚，病变累及可能；3. 双侧额窦、筛窦及右侧上颌窦软组织影；
4. 双侧眼球突出。

眼眶 MRI：右侧眼球突出，眼眶肌锥内间隙可见团片状异常信
号影，T1WI 压脂像及 STIR 序列上接近肌肉信号。泪腺区可见条片
状软组织信号影，与外直肌关系密切。右侧眶下神经管增宽，其内
可见软组织信号影，向下累及上颌窦前壁前方皮下软组织。右侧眼
睑增厚，STIR 上见高信号影。左侧眼球突出，泪腺区软组织肿胀，
与外直肌关系密切。左侧翼腭窝扩大，其内可见软组织信号影，累

及眶下裂、翼上颌裂及上颌窦后脂肪间隙。双侧额窦、筛窦及右侧上颌窦可见软组织密度影，增强后边缘强化；双侧蝶窦可见软组织影，强化程度接近眶内病变。

影像诊断（图6）：1. 双侧眼眶、筛窦、翼腭窝及其通道异常信号影，IgG4相关性疾病可能，炎性假瘤或淋巴瘤待除外，请结合其他检查。2. 双侧额窦、筛窦及上颌窦软组织影，病变累及？炎症？建议随诊。

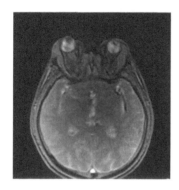
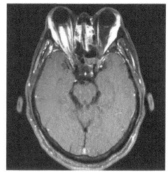

图6　眼眶MRI

胸部CT（图7）：双肺多发磨玻璃密度、索条、腺泡结节及实变灶，支气管血管束增粗，纵隔、肺门及腹膜后淋巴结增大，椎旁软组织增厚。胰腺区多发钙化灶。

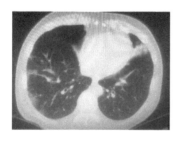
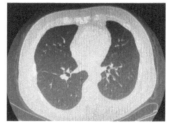

图7　胸CT

注：左：治疗前胸部CT；右：治疗后1年胸部CT

腹盆增强CT（图8）：1. 左肾盂周围软组织明显增厚，右肾盂、双侧输尿管周围及右下腹膜后软组织增厚，腹膜后纤维化早期

笔记

表现可能；2. 慢性胰腺炎，胰尾部假囊肿可能大；3. 门静脉及脾静脉增宽；4. 腹盆腔及腹膜后多发小淋巴结；5. 前列腺增生伴钙化可能；6. 盆腔少量积液。

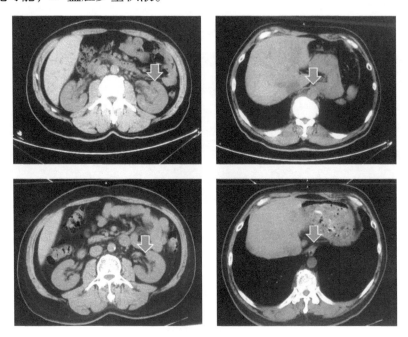

图 8　腹部 CT

注：上：治疗前；下：治疗后 6 个月

唇腺病理（图 9）：（下唇腺）粟粒大涎腺组织 1 小块，腺泡萎缩，间质小灶及大片淋巴细胞浸润（灶状淋巴细胞 >50 个），小导管增生伴扩张。免疫组化：IgG4 部分阳性，IgG4 阳性细胞占 IgG 阳性细胞比例 >50%。

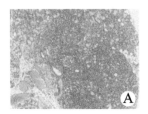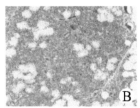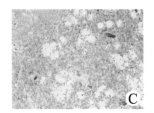

图 9　唇腺病理

注：A：唇腺（HE，×100）；B：唇腺 IgG 表达（免疫组化，×100）；
C：唇腺 IgG4 表达（免疫组化，×100）

诊断：IgG4 相关性疾病；IgG4 相关性眼病；IgG4 相关性涎腺炎；IgG4 相关性腹膜后纤维化；IgG4 相关性胰腺炎；IgG4 相关性间质性肺炎。

治疗方案：甲强龙 40mg，每日 1 次，联合环磷酰胺 0.8g，静脉注射，每两周一次，序贯美卓乐 28mg，每日 1 次口服。

随访：治疗 1 周后患者泪腺、颌下腺肿大明显减轻，口干好转，2 周后复查 IgG 2180mg/dl，IgG4 18.6g/L，ESR 45mm/h，6 个月后 IgG、IgG4 降至正常，血沉正常，腹部 CT 显示肾盂及腹膜后软组织明显消失，1 年后复查胸部 CT 双肺磨玻璃病变消失。

病例分析

患者中年男性，慢性病程，以颈部肿物、眼睑肿物、眼球突出、口干为首发症状，影像学提示多个部位受累，眼部泪腺、眶周软组织、眼外肌受累、腮腺颌下腺炎症、胰腺慢性炎症、腹膜后纤维化、间质性肺炎，血清 IgG4 亚型 44.60g/L 明显升高，唇腺病理显示腺泡萎缩，间质小灶及大片淋巴细胞浸润（灶状淋巴细胞 >50 个），小导管增生伴扩张；免疫组化提示 IgG4 阳性细胞 >50%。因此，根据该患者有一个以上器官肿大，血清 IgG4 水平显著升高（>1350mg/L），组织病理学染色 IgG4 阳性淋巴细胞占淋巴细胞的 50% 以上，IgG4 相关疾病(IgG4 - Related Disease,IgG4RD)诊断成立。

血清 IgG4 浓度升高是诊断 IgG4 相关疾病的重要血清学标志。IgG 是人类免疫球蛋白的主要种类，大约占循环免疫球蛋白总量的 75%，是再次免疫应答最重要和最稳定的抗体，根据 IgG 结构和功能特性差异，将其分成 4 个亚型（IgG1 ~ IgG4）。IgG 亚型在血清中占总 IgG 比例分别为：IgG1 43% ~ 75%，IgG2 16% ~ 48%，IgG3

1.7% ~7.5%，IgG4 0.8% ~11.7%。IgG4 的缺乏或升高会被占主导地位的 IgG1 的浓度所掩盖，所以仅检测简单的总 IgG 含量无法观察到这些缺乏或升高。

对受累组织进行活检送病理学检查，并行 IgG4 染色是确诊 IgG4 相关疾病的另一个关键点。IgG4RD 病理表现包括以 IgG4 阳性浆细胞和淋巴细胞为主的淋巴浆细胞性组织浸润伴席纹状纤维化，通常还伴有闭塞性静脉炎。

IgG4RD 可以影响几乎每一个器官系统，包括胰腺、胆道、主动脉、肺、唾液腺和泪腺、甲状腺、硬脊膜和肾脏。需要注意的是，IgG4 水平升高不一定是 IgG4RD，血清 IgG4 水平正常也不能排除 IgG4RD，血清 IgG4 高于正常上限 6 ~8 倍更强烈支持诊断。糖皮质激素是该病首选治疗方案，日本学者建议激素起始剂量为强的松 0.6mg/（kg·d），持续 2 ~4 周，随之逐步减量，3 ~6 个月减量至 5mg/d，继以 2.5 ~5mg/d 维持三年。对于部分患者对激素治疗反应不佳或存在激素撤药失败，以及激素不能耐受情况，可给予硫唑嘌呤、吗替麦考酚酯、甲氨蝶呤、环磷酰胺等治疗。

病例点评

IgG4RD 虽然是个少见病，但在几乎每个器官系统中发现的 IgG4RD 表现都越来越多。该患者临床症状并不多，但影像学检查却发现有眼睛、涎腺、胰腺、腹膜后、肺部等多个部位受损。该病的很多初始研究结果都来自自身免疫性胰腺炎，其他报告主要来自泪腺和唾液腺受累的患者，该病曾被称为 Mikulicz 病，一度被认为是干燥综合征的一个亚型。目前，IgG4 相关性泪腺炎和 IgG4 相关性涎腺炎现已取代了 Mikulicz 病这一说法。对 IgG4RD 的评估应该包括全面的临床病史、体格检查、实验室检查和放射影像学检查。糖皮质激素是诱导 IgG4RD 缓解的一线药物，除非存在相关禁忌证。大多数患者的糖皮质激素治疗在数周内起效，一般表现为症状改善、包块大小或器官肿大减小、器官功能改善，血清 IgG4 水平通常也会下降。

参考文献

1. Wallace Z S, Deshpande V, Mattoo H, et al. IgG4 - Related Disease: Clinical and Laboratory Features in One Hundred Twenty - Five Patients. Arthritis Rheumatol, 2015, 67 (9): 2466 - 2475.

2. Carruthers M N, Khosroshahi A, Augustin T, et al. The diagnostic utility of serum IgG4 concentrations in IgG4 - related disease. Ann Rheum Dis, 2015, 74 (1): 14 - 18.

笔记

004 口干、眼干－双手关节肿痛－左侧胸痛－肺淋巴瘤

病历摘要

患者，女性，60岁。

主诉：口干、眼干5年，伴双手小关节肿痛3周，胸痛1周。

现病史：患者5年前开始无明显诱因出现口干、进干食需水送服，伴眼干，无腮腺肿大，无关节肿痛及晨僵。门诊查 ANA 1∶320（斑点型），SSA（＋），SSB（＋），RF 181IU/L，免疫球蛋白 IgG、IgA 升高，拟诊为"干燥综合征"。先后予口服白芍总苷 200mg 每日3次、来氟米特 20mg 每日1次、雷公藤 20mg 每日3次治疗，现口服白芍总苷控制病情。3周前无明显诱因出现双手掌指关节对称性肿痛，伴晨僵，持续大于1小时，右膝关节肿痛，口干、眼干明显，查 RF 较前明显升高为 2590IU/L，ANA 1∶320（斑点型），

SSA（＋），SSB（＋），血沉 34mm/h。1 周前患者无明显诱因出现左侧胸痛，与呼吸相关，深吸气时加重，强迫右侧卧位，伴有咳嗽，无痰，门诊胸片示：双下肺斑片，炎症可能，请结合临床建议复查，双肺结节，性质待定，建议进一步检查。考虑为干燥综合征、类风湿关节炎？双肺结节性质待定。现为进一步诊治收住院。

既往史： 肺结核病史 40 余年，已治愈。阑尾切除术后 30 余年。对链霉素过敏。

体格检查： T 36.8℃，P 70 次/分，R 18 次/分，BP 130/70mmHg。神清，精神可。全身皮肤黏膜无苍白、黄染、皮疹，淋巴结未触及肿大。双肺呼吸音粗，可闻及少量干鸣音，未闻及湿性啰音及胸膜摩擦音。心率 70 次/分，律齐，各瓣膜听诊区未闻及病理性杂音。腹软，无压痛，肝脾肋下未触及，移动性浊音阴性。双下肢无水肿。双手掌指关节肿胀，压痛，右膝关节肿胀，压痛，浮髌试验阴性。各关节无畸形和活动障碍。

辅助检查：

血常规：WBC 3.3×10^9/L，HGB 97g/L，PLT 243×10^9/L。ESR 97mm/h。CRP 42.20mg/L。

免疫学指标：ANA 1：320（斑点型），SSA（＋），SSB（＋），AKA（－），APF（－），RF 5590IU/L，CCP 396.7U/ml，IgG 3170mg/dl，IgM 782mg/dl，IgA 589mg/dl，补体 C_3 73.5mg/dl，补体 C_4 17.8mg/dl。

肿瘤标志物：CYFRA21－1、NSE、AFP、CEA、SCC、CA15－3、CA12－5、CA19－9 均正常。

结核方面：结核感染 T 细胞检测阴性，抗结核抗体阴性。

甲状腺系列：TSH 0.40μIU/ml，FT3、FT4 正常。

双手正位相：双手退行性改变。

双足正侧位：双足退行性改变。

双髋关节 X 线：双髋关节退行性改变，右侧股骨颈局部密度欠均匀。

腹部超声：肝、胆、胰、脾、双肾未见明显占位。

双下肢静脉超声：双下肢深静脉血流通畅。

双下肢动脉超声：双下肢动脉硬化伴斑块形成。

腮腺超声：双侧腮腺弥漫性病变（3 级），双侧颌下腺弥漫性病变（1 级）。

超声心动图：各房室内径正常，左室射血分数正常，各瓣膜无异常，室壁不厚，室壁运动协调。肺动脉内径正常。彩色多普勒：二尖瓣、三尖瓣轻度反流流束。

核素扫描：双侧腮腺及颌下腺排泌功能受损。

全身骨扫描：全身骨显像未见明显骨恶性征象。

胸部增强 CT：双肺内多发病变，对比 2014 年 12 月 25 日的 CT，病灶增多、增大，性质待查，恶性病变不除外（图 10）。

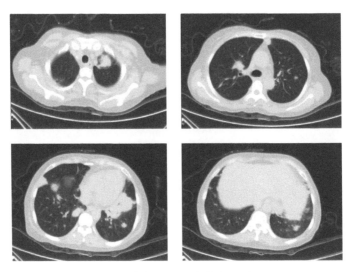

图 10　胸部 CT 双肺内多发病变

SPECT：左肺下叶葡萄糖代谢增高影，首先考虑恶性病变；右肺、左肺上叶多发葡萄糖代谢异常增高灶，首先考虑为转移灶。

支气管刷片：未见恶性细胞。

支气管镜病理（图11）：（气管镜）针尖－粟粒大被覆假复层纤毛柱状上皮之黏膜组织3块，呈慢性炎，灶性被覆上皮轻度非典型，并见散在少量游离上皮细胞，核有非典型性。请结合临床。

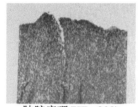　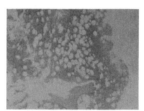　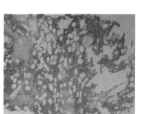

肺脏病理(HE,×200)　　骨髓病理(HE,×200)　　骨髓免疫组化(HE,×200)

图11　肺脏和骨髓病理

CT引导下肺结节穿刺病理：免疫组化 CD3（－），CD20（－），CD21 显示个别 FDC 网，Ki67 小于 20%，TIF－1 上皮（＋），CK7 上皮（＋），CK 上皮（＋），CK5/6（－），CD10（－），Bcl－6（－），Bcl－2（＋），CD5（－），CD38（＋），CD138（－），Mum1（＋），Kappa 与 Lambda 显示单克隆浆细胞。诊断：非霍奇金 B 细胞淋巴瘤，低级别。

骨穿：骨穿组织一条，长 1cm，直径 0.2cm，镜下造血组织约占 40%，三系可见，巨核细胞 5～6 个/HPF。免疫组化：CD3 散在（＋），CD20 灶状及片状（＋），CD61 散在（＋），CD71 少量（＋），MPO 部分（＋），CD34（－），PAX－5 灶状及片状（＋）。诊断：骨髓造血组织内，片状 B 细胞增多，考虑为 B 细胞淋巴瘤累及，请结合临床病史。

诊断：干燥综合征；类风湿关节炎；非霍奇金 B 细胞淋巴瘤。

治疗：转血液科，予利妥昔单抗＋CHOP 方案治疗。

笔记

病例分析

　　该患者老年女性，慢性病程，有口干、眼干症状 5 年，ANA 阳性滴度 1 ： 320、SSA、SSB 均阳性，超声检查双侧腮腺、颌下腺弥漫性病变，尤其腮腺病变超声分级为 3 级，唾液腺核素扫描双侧腮腺及颌下腺排泌功能受损，诊断干燥综合征明确。3 周前患者出现双手掌指关节对称性肿痛，右膝关节肿痛，晨僵持续 1 小时以上，血清学 RF 升高、CCP 高滴度升高，血沉、CRP 炎性指标升高，均支持类风湿关节炎诊断。患者有左侧胸痛，入院后复查 RF 较前显著升高，影像学显示肺占位，恶性病变可能，进一步行肺穿刺病理确诊为非霍奇金 B 细胞淋巴瘤。对于该患者采用了抗 CD20 单抗联合 CHOP 方案化疗，随访至今。

　　与一般人群相比，干燥综合征患者发生非霍奇金淋巴瘤风险增加，据估计干燥综合征患者的非霍奇金淋巴瘤终身风险 5% ～ 10%，是正常人群的 5 ～ 44 倍。干燥综合征合并淋巴瘤的患者中，MALT 淋巴瘤是最常见的非霍奇金淋巴瘤亚型（66%），其次为弥漫大 B 细胞淋巴瘤（16%）和结内边缘区淋巴瘤（10%）。

　　临床、组织病理学及实验室特征可识别淋巴瘤的风险增加的干燥综合征患者。既往研究认为腮腺肿大、核素扫描严重受损（Ⅳ级）、紫癜、CD4 + 淋巴细胞减少、低补体血症、冷球蛋白是干燥综合征并发非霍奇金淋巴瘤的危险因素。新近的研究发现干燥综合征并发非霍奇金淋巴瘤危险因素包括 RF 再激活，慢性自身抗原刺激（抗 SSA 抗体、抗 SSB 抗体、其他未知抗原），CD4 + T 细胞减少，涎腺活检发现类生发中心结构，B 细胞活化相关细胞因子

（TNFSF13B、FLT3LG、TXLNA）活性增加，B 细胞激活相关基因表达异常（*TNFAIP3*、*CCL*Ⅱ）。

干燥综合征并发非霍奇金淋巴瘤是干燥综合征患者致死的主要原因之一，对于此类患者早期的风险评估及诊断，可以使患者通过尽早使用化疗而获益。对于其中那些有疾病预后不良指标或病情严重的患者可以考虑尽早接受抗 CD20 单抗，以尽快控制病情，提高患者的存活率。近十多年来，新的治疗手段也不断涌现。抗 CD20 单抗联合传统的 CHOP 化疗方案已被广泛用于非霍奇金淋巴瘤的治疗，新的生物靶向治疗药物如用于抑制 B 淋巴细胞刺激因子蛋白活性的贝利木单抗（TNFSF13B）也有望应用于非霍奇金淋巴瘤的治疗。

📋 病例点评

本例患者在干燥综合征基础上又合并类风湿关节炎，继之又出现肺结节，最终经穿刺病理证实为淋巴瘤。干燥综合征的特点是多克隆 B 细胞活化及外分泌腺慢性炎症。淋巴瘤是干燥综合征血液系统受累表现之一，而干燥综合征使部分患者易发生淋巴瘤的机制仍在研究之中。确诊干燥综合征患者应注意合并淋巴瘤的危险因素，一旦存在或者怀疑淋巴瘤，应尽早活检取得病理结果，使患者获得早期治疗。

参考文献

1. Giannouli S, Voulgarelis M. Predicting progression to lymphoma in Sjögren's syndrome patients. Expert Rev Clin Immunol, 2014, 10（4）：501 - 512.

2. Nocturne G, Virone A, Ng W F, et al. Rheumatoid Factor and Disease Activity Are Independent Predictors of Lymphoma in Primary Sjögren's Syndrome. Arthritis

笔记

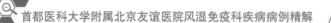

Rheumatol，2016，68（40）：977－985.

3. Papageorgiou A，Voulgarelis M，Tzioufas A G. Clinical picture，outcome and predictive factors of lymphoma in Sjögren syndrome. Autoimmun Rev，2015，14（7）：641－649.

4. Gaetane N，Xavier M. Sjogren's syndrome－associated lymphomas：an update on pathogenesis and management. Br J Haematol，2015，168（3）：317－327.

5. 陈进伟，毛妮. 提高对原发性干燥综合征并发非霍奇金淋巴瘤早期诊断与治疗的认识. 中华风湿病学杂志，2015，19（12）：793－795.

笔记

005
颈腰痛－双髋痛－弥漫性
特发性骨肥厚

病历摘要

患者，男性，62岁。

主诉： 颈腰痛、双髋痛伴活动受限3年。

现病史： 患者3年前无明显诱因出现颈部、腰部、双髋关节痛，为钝痛，活动后疼痛稍好转，无放射痛、肢体麻木等，逐渐出现颈椎、腰椎活动受限，不伴外周关节肿痛，无眼炎。曾于外院完善颈椎核磁提示颈椎退行性变，颈3~7诸椎间盘突出；腰椎CT提示腰1~3椎间盘膨出，腰3~4、腰4~5椎间盘膨出伴突出，腰5~骶1椎间盘膨出，腰椎退行性变，未予特殊治疗。后就诊于我院门诊，查血沉11mm/h，CRP 3.32mg/L，HLA－B27阴性，骶髂关节CT显示双侧骶髂关节间隙略狭窄，诸骨骨质稀疏、骨质增生，骶椎右侧及左侧髂骨见多发结节状高密度影，骶椎及髂骨局部密度不均匀，双侧骶髂关节退行性改变，为进一步诊治收入院。

既往体健，无特殊病史。

体格检查： T 36.4℃，P 83 次/分，R 18 次/分，BP 120/80mmHg，神志清楚，自主体位。脊柱生理弯曲存在，各椎体及椎旁肌压痛阴性，颈椎及腰椎前屈、后伸、左旋、右旋均受限，指地距阳性，双侧4字试验阴性，骨盆挤压试验阴性。双手、双足各关节无肿胀压痛，无畸形。

辅助检查：

血常规：正常。炎性指标：CRP、ESR 均正常。

免疫指标：ANA、ENA、ANCA、RF、CCP 抗体均阴性。

HLA – B27：阴性。

抗结核抗体、结核感染T细胞检测均阴性。

X线：颈轴较直，颈2~7椎体缘骨质增生，椎间隙未见明显狭窄，前纵韧带及项韧带钙化。胸椎生理曲度存在，胸椎部分椎体前后缘骨质增生，椎间隙无狭窄，前纵韧带可见钙化。腰椎曲度差，腰椎体骨质增生，腰2~3椎间隙略变窄，前纵韧带可见钙化（图12）。

骶髂关节核磁：骶髂关节组成骨边缘略变尖，骨质信号欠均匀，骶髂关节间隙不窄，关节面较光滑，未见骨髓水肿。

髋关节核磁：双髋关节诸骨骨质信号正常，双侧髋臼缘骨质变尖，双侧股骨头形态无异常改变，双侧髋关节腔内见有少量积液。

骨扫描：脊柱骨代谢正常，考虑为良性病变。

诊断： 弥漫性特发性骨肥厚（diffuse idiopathic skeletal hyperostosis，DISH）。

治疗方案： 塞来昔布200mg，每日两次口服。

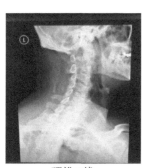
颈椎X线

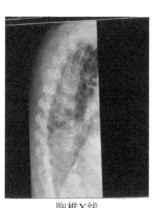
胸椎X线

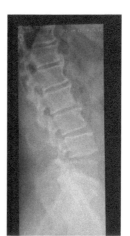
腰椎X线

图 12　脊柱 X 线

病例分析

　　该患者老年男性，以颈腰痛和双髋痛起病，病程 3 年，腰痛休息无改善，活动后可缓解，炎性指标正常，脊柱放射学表现为韧带钙化，很容易被误诊为中轴型脊柱关节炎（axial spondyloarthritis，ax – SpA）。与 ax – SpA 患者不同的是，DISH 患者的骶髂关节不受累，关节突不强直，有大量骨赘形成和脊椎侧面连续性的流线性钙化，通常至少有 4 个连续椎体骨化，并且椎间盘高度不变。该患者骶髂关节影像学并未见明显骶髂关节炎表现，结合脊柱 X 线表现为连续 4 个椎体以上前纵韧带钙化，HLA – B27 阴性，考虑诊断 DISH明确。

　　DISH 是一种非炎症性疾病，其主要表现为脊柱韧带和外周肌腱端的钙化和骨化。1971 年，Forestier 指出该症的主要特征是脊柱胸腰段及颈胸段前方和右外侧韧带骨化，椎体前方皮质骨肥大，椎间隙前方有云彩样阴影，将其命名为老年性脊柱僵硬性骨肥厚症，

笔记

也称为"Forestier病"。1976年，Resnick称其为弥漫性特发性骨肥厚症（DISH）。DISH是一种随年龄增长而逐渐增多的疾病，国外资料显示在超过40岁的人群中，男性发病率为3.8%，而女性为2.6%，在65岁以上人群中的发病率约为10.0%。其病因不明，有研究认为与内分泌失调、高血糖、肥胖有关。该病主要病理改变为脊椎的前纵韧带、椎旁结缔组织和纤维环的局限性或广泛性钙化或骨化，纤维环的退行性变伴血管增生。可以发生在全身骨骼，但以脊柱最多见，颈椎最为好发。临床表现上脊柱僵硬为最常见的症状，特点白天轻，清晨和傍晚重，可因寒冷和潮湿诱发。伴有脊柱疼痛，伸屈活动受限。可有足跟、膝、肘、肩等外周关节炎及骨化。部分患者因骨赘形成和后纵韧带、黄韧带骨化压迫脊髓和（或）神经根可出现感觉及运动异常。颈椎骨赘直接或间接压迫食管或喉返神经出现吞咽困难、咽喉痛及声音嘶哑。

目前，DISH的诊断主要基于影像学评估，主要采用以下诊断标准：①确诊标准：至少连续4个椎体前外侧缘前纵韧带连续性骨化（伴或不伴关节僵硬），主要发生于胸、腰椎，椎间隙高度正常，无小关节僵直；②疑诊标准：2个椎体前外侧缘骨化并伴有双侧髌骨表面簇状增生、跟骨骨刺形成、鹰嘴部簇状增生。DISH最常见和最具特征性的放射影像学表现涉及胸椎，为沿椎体侧前方的流线型钙化和骨化，并延续跨过椎间隙。人们认为DISH的独特骨形成是由肌腱端的异常成骨细胞分化和活性引起。

DISH的治疗原则与骨关节炎类似，旨在减轻症状，减少对关节功能带来的限制和延缓疾病的进展。非手术治疗包括减肥、理疗、口服非甾体类抗炎药和止痛药，局部封闭、外固定等。DISH造成椎管狭窄压迫脊髓和神经根时，按照椎管狭窄对症进行治疗，必要时进行手术减压及相应节段稳定术。DISH发生病变节段外伤

笔记

性骨折时，则应按骨折治疗原则处理。

病例点评

　　本例男性患者，以颈腰痛和双髋痛为主，疼痛特点是休息无改善，活动后可缓解，貌似强直性脊柱炎，但进一步检查炎性指标正常，HLA－B27 阴性，骶髂关节无受累，脊柱放射学表现为韧带钙化，不支持强直性脊柱炎诊断。根据影像学表现该患者诊断为弥漫性特发性骨肥厚（DISH）。强直性脊柱炎与 DISH 有一些共同特征，如男性更易患病、伴有韧带骨化和韧带骨赘等。而在强直性脊柱炎中，骨桥较细，垂直的骨桥累及纤维环的外缘并且不累及前纵韧带。此外，DISH 观察不到骶髂关节和关节突关节的侵蚀和关节骨性硬化，但这些改变可见于强直性脊柱炎患者。

参考文献

1. Braun J, Baraliakos X, Buehring B, et al. Imaging of axial spondyloarthritis. New aspects and differential diagnoses. Clin Exp Rheumatol, 2018, 36 Suppl 114 (5)：35 – 42.

2. Mader R, Verlaan J J, Eshed I, et al. Diffuse idiopathic skeletal hyperostosis（DISH）：where we are now and where to go next. RMD Open, 2017, 3 (1)：e000472.

006
发热伴意识丧失-肉芽肿性多血管炎心脏受累

病历摘要

患者，女性，68岁。

主诉： 间断发热3年余，再发20天。

现病史： 患者3年前无明显诱因出现发热，体温最高达38.6℃，伴咳嗽、咳少量白黏痰，不易咳出，伴后背痛，伴纳差、乏力，伴恶心，无呕吐，无畏寒、寒战，无腹痛、腹泻，无尿频、尿急、尿痛，无关节痛和肌痛，无胸闷、憋气，无皮疹，就诊于外院予抗感染、化痰、退热治疗（具体不详），症状缓解不明显，遂就诊于我院，查 WBC 10.36 ×10^9/L，HGB 90g/L，PLT 423×10^9/L；ESR 101mm/h；尿常规：BLD（+++），PRO（+），RBC 67/μl；自身抗体：ANA抗体（-）；抗ENA抗体（-）；抗中性粒细胞胞质抗体（＋）、抗PR3抗体67.32Ru/ml，抗MPO抗体（－）。结合患者有鼻窦炎、分泌性中耳炎病史3年，诊断肉芽肿性多血管炎。予甲强龙40mg，每日1次静脉点滴，联合环磷酰胺600mg，每2周静脉注射治疗3个月，后甲泼尼龙逐渐减量至4mg/d维持治疗。

2年前患者无明显诱因再次出现发热，体温最高达38.0℃，伴咳嗽、咳少量白黏痰，伴后背痛，伴恶心、纳差、乏力，尿色、尿量正常，考虑肉芽肿性多血管炎活动期收入院，给予甲强龙联合环磷酰胺治疗，患者症状好转后出院。出院后口服甲泼尼龙24mg/d，联合环磷酰胺0.6g，每两周静脉注射，并加用硫唑嘌呤维持治疗，患者自行停用硫唑嘌呤。

20天前患者无明显诱因出现发热，体温最高38.8℃，伴一过性意识丧失，持续几秒钟，伴心悸，不伴胸闷、大汗、胸痛，不伴口角歪斜、言语不利、四肢活动不便，就诊于社区医院，心电图提示"Ⅰ度房室传导阻滞"。17天前无明显诱因再次出现心悸，伴一过性意识丧失，外院头颅MRI检查提示陈旧性腔隙性脑梗死，予以对症治疗。3天前再次出现心悸，动态心电图提示Ⅲ度房室传导阻滞伴室性逸搏（图13）。期间患者间断出现发热，无明显规律。为进一步诊治收入院治疗。

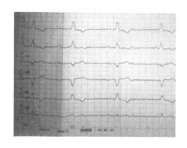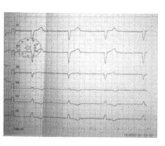

图13　心电图Ⅲ度房室传导阻滞伴室性逸搏

既往史：体健。否认高血压、冠心病、心律失常病史。

体格检查：T 37.8℃，P 50 次/分，R 18 次/分，BP 110/

70mmHg。神清，精神可。全身皮肤黏膜无苍白、黄染、皮疹，浅表淋巴结未触及肿大。双肺呼吸音粗，未闻及干湿性啰音及胸膜摩擦音。心率50次/分，律齐，各瓣膜听诊区未闻及病理性杂音。腹软，无压痛，肝脾肋下未触及，移动性浊音阴性。双下肢无水肿。

辅助检查：

血常规：WBC $11.42 \times 10^9/L$，GR% 83.2%，PLT $322 \times 10^9/L$。C反应蛋白：73.00mg/L；ESR：$60 \sim 81$mm/h。

尿常规：RBC 67/μl，BACT 1079/μl，BLD（+++）。

尿红细胞形态：RBC $20 \sim 30$个/HP，异常形态90%。

生化：ALT 14U/L，ALP 95U/L，ALB 35.8g/L，CHOL 5.45mmol/L，TG 1.68mmol/L，HDL-C 1.64mmol/L，RF 16.4KIU/L，CRP 3.60mg/L，C_4 52.30mg/dl，补体C_3正常，免疫球蛋白正常。

超声心动图：主动脉瓣微量反流。

冠脉CTA：1. 冠状动脉呈右优势型；2. 前降支近段肌桥形成可能，请结合临床；3. 右冠状动脉起始段稍纤细，部分管壁斑块形成，局部管腔轻至中度狭窄；4. 升主动脉增宽，管壁增厚，请结合临床。

胸部CT：双肺间质病变。

诊断：肉芽肿性多血管炎，心律失常，Ⅲ度房室传导阻滞伴室性逸搏，肾小球肾炎。

治疗方案：激素加量至1mg/(kg·d)，联合环磷酰胺0.6g，每2周一次静脉注射，序贯MTX 10mg，每周一次口服。

病例分析

患者老年女性，病程3年，反复鼻窦炎、分泌性中耳炎伴间断

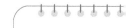

发热，肾小球肾炎，PR3 – ANCA 升高，炎性指标升高，考虑肉芽肿性多血管炎（granulomatosis with polyangiitis，GPA）诊断明确。该患者每于减量激素和免疫抑制剂时出现发热，此次出现一过性意识丧失，心电图提示Ⅲ度房室传导阻滞，考虑 GPA 病情活动，加量激素及环磷酰胺后患者体温恢复正常，未再出现心律失常，复查 PR3 – ANCA、ESR、CRP 较前下降。

肉芽肿性多血管炎耳鼻喉表现常见，其次是肺部病变和肾脏病变。GPA 心脏受累少见，可以表现为心包炎、心肌炎和传导系统异常。临床研究和尸检研究中 GPA 心脏受累的比例分别为 8% 和 25%。在 GPA 特异性血管受累患者中，50% 在诊断时即存在血管损伤，19% 在血管炎诊断 1 年后。

肉芽肿性多血管炎的治疗，初始免疫抑制治疗后（通常为环磷酰胺或利妥昔单抗联用糖皮质激素），70% ~ 90% 的 GPA 患者可获得临床缓解。之后常用硫唑嘌呤、利妥昔单抗或甲氨蝶呤进行免疫抑制维持治疗，通常持续 12 ~ 18 个月。但复发十分常见，并且某些患者会频繁复发。复发的危险因素包括：PR3 – ANCA 血清阳性，主要见于 GPA 患者；缓解前存在肺部受累；缓解前存在上呼吸道受累；ANCA 滴度持续处于升高状态，尤其是 PR3 – ANCA，以及 ANCA 滴度不断升高；鼻部携带金黄色葡萄球菌；疾病复发既往史。

📋 病例点评

肉芽肿性多血管炎是一个少见病，累及心脏的更少见。病因的及时诊断是启动挽救生命和避免器官损伤治疗的重要前提。对于临床表现有所提示的患者，抗中性粒细胞胞质抗体（ANCA）检测阳

笔记

性强烈提示血管炎的诊断。然而，如果临床上高度怀疑 ANCA 相关性血管炎而又不能及时获得组织诊断的，则应予以经验性治疗。病情好转后还应警惕疾病的复发，尤其要关注复发的危险因素。

参考文献

1. Miloslavsky E，Unizony S. The heart in vasculitis. Rheum Dis Clin North Am，2014，40（1）：11 - 26.

2. Lacoste C，Mansencal N，Ben M'rad M，et al. Valvular involvement in ANCA - associated systemic vasculitis：a case report and literature review. BMC Musculoskelet Disord，2011，12：50.

笔记

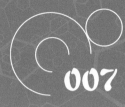

007
妊娠期全身弥漫皮疹 –
SLE 孕妇重症皮肤血管炎

病历摘要

患者，女性，26 岁。

主诉：皮疹 4 个月，加重 1 周。

现病史：4 个月前（孕 10 周）无明显诱因出现颜面部散在绿豆大小红色皮疹，轻微疼痛，瘙痒感不明显，无溃烂及脱屑，无其他部位皮疹，伴反复发作的口腔溃疡、尿泡沫增多、全身乏力、畏光及食欲减退，未诊治。1 个月前（妊娠 22 周）全身皮疹持续增多，外院予中药汤剂治疗，症状无改善。皮疹范围逐渐累及颜面大部分范围、颈项全部范围、前胸及后背大部分范围、腹部部分范围、会阴部分范围、手足全部范围，并逐渐融合成大片状，四肢小部分范围，伴颜面部及双手间断肿胀，后皮疹逐渐出现广泛脱屑、靴裂、溃烂，伴明显触痛，无下肢肿胀、口腔溃疡、尿泡沫，乏力及食欲减退同前，轻微活动即有胸闷憋气。由房山区第一医院转诊至我院风湿免疫科进一步诊治。

体格检查： T 36.5℃，P 80 次/分，BP 138/76mmHg，身高 165cm，孕前体重：70kg，孕后体重：75kg，发育正常营养中等，表情自如，查体合作，全身皮疹，累及颜面大部分范围、颈项全部范围、前胸及后背大部分范围、腹部部分范围、会阴部分范围、手足全部范围、四肢小部分范围，皮疹呈红色和暗红色，广泛脱屑、靴裂、溃烂，伴明显触痛（图14）。心肺腹查体未见异常。

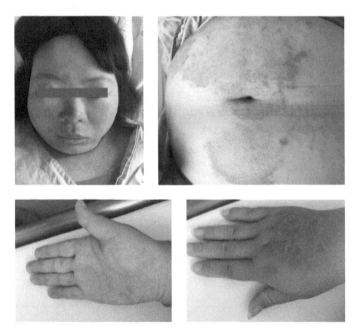

图 14　患者面部、腹部、手部皮疹

辅助检查：

血常规：WBC 2.89×10^9/L，GR% 77.5%，HGB 87g/L，PLT 142×10^9/L。ESR：46mm/h。

尿常规：RBC 26.2/μl，WBC 29.0/μl，SG 1.015，LEU（－），BLD（±），PRO（±）。

尿微量白蛋白（AlbU）7.35mg/dl 偏高，转铁蛋白（TrfU）0.87mg/dl 偏高，免疫球蛋白 IgG（IgGU）2.88mg/dl 偏高。

24h 尿蛋白定量 0.28g。

生化：ALT 9U/L，AST 15.0U/L，ALB 24.4g/L，T – BIL 5.26μmol/L，Cr 42.8μmol/L，Ca^+ 1.94mmol/L，K^+ 3.73 mmol/L，AMY 35U/L。

DIC 初筛：PT（A）111.50%，APTT 30.30s，FDP 4.60 mg/L，D – Dimer 1.20mg/L；

自身抗体：ANA + 1：320（斑点型），dsDNA 1：5（＋），免疫斑点法抗 RNP 抗体（＋）；免疫印迹法：抗 RNP 抗体（＋）28，29，32KD，抗 SSA 抗体（＋）52KD，余（－）；IF – ANCA（＋），MPO – ANCA（－），PR3 – ANCA（－）。

抗心磷脂抗体（－）。补体 C_3 48.30mg/dl，补体 C_4 6.24mg/dl。

超声心动图：各房室内径正常，左室射血分数正常，各瓣膜无异常，室壁不厚，室壁运动协调。肺动脉内径正常 2.21cm；房室间隔回声连续。彩色多普勒：二尖瓣、三尖瓣、肺动脉瓣轻度反流流束（估测肺动脉压 spap35.91mmHg）房室间隔及动脉导管处未见异常分流流束。

诊断： 系统性红斑狼疮，重度皮肤血管炎，狼疮性肾炎，贫血（中度），白细胞减少症，低蛋白血症，妊娠 26^{+2} 周。

诊疗经过： 入院后予皮肤、口腔护理，予甲强龙激素治疗、抗生素抗感染，抑酸、补钙、补液等对症治疗，皮损处予湿敷及外用乳膏对症治疗。向患者及家属交代病情后，建议终止妊娠。征求患者及家属同意后，于 2017 年 2 月 20 日行利凡诺引产术，2017 年 2 月 21 日共予米非司酮 200mg 口服，待产过程中出现意识丧失，持续十余秒，呼叫有反应，出现小便失禁。考虑不除外狼疮性脑病，

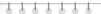 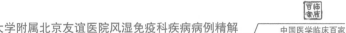

予甘露醇、甲强龙、安定对症治疗。患者于 2017 年 2 月 22 日，10：35 分娩，因胎膜残留行 B 超引导下刮宫术，分娩出血共计 400ml，后转入 ICU，予心电监护、鼻导管吸氧，甲强龙 1g，每日 1 次激素冲击治疗 3 天，继续甲强龙 80mg，每日 1 次序贯治疗原发病。患者未再出现意识丧失，自诉有头晕、视物成双、视物模糊症状，完善头颅 MRI 及 CT 检查未见明显器质变化。激素逐渐减量，2 周后皮疹完全缓解，无头晕视物不清等不适，复查 ESR 27mm/1h，IgG 952.0mg/dl，补体 C_3 69.90mg/dl，补体 C_4 16.40mg/dl，血细胞较前上升，尿常规恢复正常。

病例分析

患者年轻女性，以颜面部皮疹起病，妊娠后皮疹加重，逐渐累及全身。化验示：HGB 降低、尿蛋白（＋）、ESR 快；多抗体阳性：ANA（＋），dsDNA（＋），抗 RNP 抗体（＋），抗 SSA 抗体（＋），ANCA（＋），考虑系统性红斑狼疮诊断明确。该患者以皮肤血管炎损伤为主，一过性意识丧失不除外狼疮性脑病，余未见其他系统严重损伤：肾脏方面，无明显双下肢水肿，有少量蛋白尿、潜血，血肌酐未见升高；血液系统方面，HGB 下降，可能与狼疮有关，但不除外与妊娠状态有关；呼吸系统，听诊双肺野均有呼吸音，未闻及干湿啰音，暂未见明确受累证据；心血管系统方面，近期有活动耐量下降，超声心动图未见心脏结构、功能及肺动脉压异常。总体评估患者目前为妊娠状态，系统性红斑狼疮活动，主要损伤以血管炎性皮疹为主，评估患者心肺功能后，治疗上尽早终止妊娠治疗，并同时予激素、丙种球蛋白联合环磷酰胺治疗。

尽管在患有 SLE 的情况下非计划妊娠存在风险，但是很多 SLE 女性患者并没有充分采取有效的避孕措施。相较于健康女性，SLE 女性妊娠的并发症风险较高。最大型的一项评估 SLE 相关的孕产妇及妊娠并发症的研究纳入了 13 555 例次妊娠。SLE 女性的产科并发症发生率也增至 2 ~ 4 倍，这些并发症包括早产、非计划性剖宫产、胎儿生长受限、子痫前期和子痫。SLE 患者还有显著较高的血栓形成、感染、血小板减少和输血风险。该研究还发现，SLE 孕产妇的死亡率是无 SLE 孕产妇的 20 倍。另一项研究发现，SLE 女性的妊娠期高血压、早产、非计划性剖宫产、产后出血和母亲静脉血栓栓塞的发生率增加均比非 SLE 女性更常见。目前已经确定了几种对 SLE 女性不良妊娠结局的预测指标，包括活动性 SLE、抗高血压药的使用、既往的狼疮性肾炎、aPL 阳性和血小板减少。若妊娠前 SLE 已处于静止期至少 6 个月，则母亲和子女的预后最好。因此，结合内科、产科和新生儿科的密切多学科监测方法对最优化母亲和胎儿结局是必不可少的。

病例点评

  本例为年轻育龄女性，妊娠后确诊为系统性红斑狼疮。从孕早期的少量皮疹一直发展到孕中期全身严重皮疹并破溃，与患者未及时就诊，自认为服中药安全以致延误诊断有关。到孕中期病情加重，出现蛋白尿，甚至神经系统损伤，就要警惕狼疮危象，患者会随时有生命危险，首先要尽快终止妊娠，而此时只能引产，引产后积极予药物治疗控制狼疮活动。系统性红斑狼疮患者可以妊娠生育，但一定是要病情稳定，并且稳定要持续 6 个月。

笔记

参考文献

1. Borella E, Lojacono A, Gatto M, et al. Predictors of maternal and fetal complications in SLE patients: a prospective study. Immunol Res, 2014, 60 (2 – 3): 170 – 176.

2. Buyon J P, Kim M Y, Guerra M M, et al. Predictors of Pregnancy Outcomes in Patients With Lupus: A Cohort Study. Ann Intern Med, 2015, 163 (3): 153 – 163.

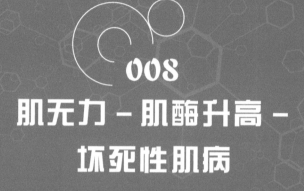

008
肌无力 - 肌酶升高 - 坏死性肌病

病历摘要

患者，男性，64 岁。

主诉：双下肢无力 4 个月，再发加重 2 周。

现病史：4 个月前患者注射流感疫苗后自觉轻度双下肢乏力感，伴后背肌肉轻度酸痛感，伴双颞下颌关节轻度咀嚼痛，伴右颌下淋巴结肿痛，无发热，无皮疹、光过敏、口腔溃疡，无关节肿痛，无眼干、口干，无雷诺现象，无咳嗽、咳痰、咯血，无腹痛、腹泻，无尿频、尿急、尿痛，无皮肤、巩膜黄染等，就诊于当地社区医院，查生化示：CK 2242U/L，ALT 40U/L，AST 105U/L，查尿常规未见异常，因患者常年服用他汀类降脂药，考虑"药物性肝损伤"，予停用他汀，口服保肝药对症治疗，具体不详，患者自觉双

47

下肢乏力症状逐渐加重，上下楼梯费力，肌肉酸痛症状无改善，3个月余前开始出现间断面部、眼睑轻度水肿，晨起为著。1个月余前复查生化示：CK 3633U/L，ALT 125U/L，甲状腺功能正常，双颈部淋巴结超声显示双颈部淋巴结增大，右侧大者2.3cm×0.5cm，左侧大者2.5cm×0.5cm，腹部B超示胆囊壁增厚，外院住院予中药保肝对症，具体诊疗过程不详，症状无改善，2周前复查生化示CK 4594U/L，ALT 88U/L，AST 154U/L，为进一步诊治收入我院。

既往史：高脂血症5年，近5年先后口服辛伐他汀、瑞舒伐他汀、阿托伐他汀等调脂治疗，近4个月未再服药。

体格检查：T 36.5℃，P 80次/分，R 18次/分，BP 123/70mmHg。神情状可。双肺呼吸音粗，双肺未闻及明显干、湿性啰音，未及胸膜摩擦音。心率80次/分，律齐，心音可，各瓣膜听诊区未闻及杂音、额外心音及心包摩擦音。腹软无压痛，未及包块，肝脾未及。双下肢无水肿。四肢肌肉无压痛，双上肢肌力Ⅳ级，双下肢肌力Ⅳ级。双侧病理征阴性。

辅助检查：

血生化：CK 2848～3294U/L，ALT 102～107U/L，AST 130～146U/L，LDH 626～653U/L，CK－MB 130～183U/L（正常值0～24U/L）。

肌钙蛋白T（TnT）：772～948ng/L（正常值＜50ng/L）。

ANA＋1∶320（胞质型），抗SSA抗体阳性，抗dsDNA抗体、抗Sm抗体、抗RNP抗体、抗SSB抗体、抗SCL－70抗体、抗Jo－1抗体、抗核糖体抗体均阴性，ANCA阴性。

免疫球蛋白G（IgG）969.0mg/dl、免疫球蛋白A（IgA）209.0mg/dl、免疫球蛋白M（IgM）146.0mg/dl、补体C_3 128.00mg/dl、补体C_4 30.20mg/dl。

ASO 50.3IU/ml、CRP 2.65mg/L、RF < 10.6KIU/L。

结核感染 T 细胞检测：阴性。

肿瘤标志物：正常。

甲状腺系列：游离 T3（FT3）3.11pg/ml、游离 T4（FT4）1.12ng/dl、促甲状腺素（TSH）2.32μIU/ml。

肌炎抗体谱：抗 RO52 抗体阳性，抗 SRP 抗体阳性。抗 JO-1 抗体阴性，抗 MDA5 抗体阴性，抗 TIF1 抗体阴性，抗 MI-2 抗体阴性。

肌肉活检示：大量肌纤维坏死，可见再生肌纤维，细胞形态不一，肌内膜及肌束膜很少或无淋巴细胞浸润。免疫组化示肌细胞 MHC-Ⅰ类分子表达。

肌电图 + 神经传导：双侧腓前肌、左侧股内肌、肱二头肌肌源性损伤。

心肌核素显像（图 15）：1. 门控静息心肌显像示心尖部心肌血流灌注轻度减低，2. 左室 EF 值约 72%。

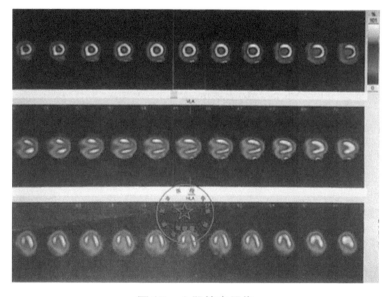

图 15　心肌核素显像

冠脉 CTA：1. 冠状动脉右优势型；2. 冠状动脉回旋支、前降支轻度狭窄。

诊断：抗信号识别颗粒抗体肌病，心肌损伤。

治疗方案：美卓乐 48mg，每日 1 次，联合甲氨蝶呤片，6 片，每周一次。

病例分析

患者老年男性，以肌无力起病，肌酸激酶明显升高，既往有他汀药物服用史，停药后仍有肌无力症状，肌电图提示肌源性损伤，肌炎自身抗体检测抗 RO52 抗体和抗 SRP 抗体阳性，肌肉活检病理检查以肌肉坏死为主，未见明显炎症，故诊断抗信号识别颗粒（signal recognition particle，SRP）抗体肌病。抗 SRP 抗体见于约 5% 的炎症性肌病患者，而且据报道几乎仅见于多发性肌炎患者，与其他多发性肌炎患者不同，这类患者肌活检显示肌纤维坏死和肌内膜纤维化，但几乎不存在炎性细胞浸润，因此也叫坏死性肌病。抗 SRP 抗体与重度肌病和侵袭性疾病相关，即使应用大剂量糖皮质激素和免疫抑制剂也难以控制。

免疫介导的坏死性肌病可发生于若干情况，如作为副肿瘤疾病发生或与使用某些药物（包括他汀类药物）有关。在少数使用他汀类药物而发生该综合征的患者中，与使用这些药物伴随的肌炎即使在停药后仍会持续，而不像更典型的他汀类药物相关性肌病患者在停药后肌病会消退。自身免疫性坏死性肌病有时与抗 SRP 抗体有关，并且与皮肌炎、多发性肌炎或包涵体肌炎不同，血管周围或肌内膜部位不存在炎性细胞。与皮肌炎患者不同，该病患者不会出现束周萎缩。他汀类药物会上调 3 - 羟基 - 3 - 甲基戊二酰辅酶 A 还原酶（3 – hydroxy – 3 – methylglutaryl – coenzyme A reductase，HMGCR），在他汀类药物相关的坏死性肌病患者中，已发现了抗 HMGCR 自身抗体。

病例点评

本例为老年男性患者，有他汀类降脂药服用史，停药后仍然有肌肉无力症状，且呈加重趋势，血清肌酸激酶也越来越高，经肌炎自身抗体检测及肌肉病理诊断为抗 SRP 抗体肌病，属于坏死性肌病的一种。诊断的关键是做肌炎特异性的和相关性的自身抗体检测，此外病理诊断至关重要，多发性肌炎、皮肌炎、包涵体肌炎等不同肌病病理上各具特点，从病理上可以做出鉴别。抗信号识别颗粒抗体肌病在临床上很少见，国内外文献有报道但也不多，且多为个案报道。此病预后较差，心肌受累较多，可达 50%，应该引起临床医生的关注。

参考文献

1. Grable – Esposito P, Katzberg H D, Greenberg S A, et al. Immune – mediated necrotizing myopathy associated with statins. Muscle Nerve, 2010, 41（2）：185 – 190.

2. Valiyil R, CasciolA – Rosen L, Hong G, et al. Rituximab therapy for myopathy associated with anti – signal recognition particle antibodies：a case series. Arthritis Care Res（Hoboken），2010, 62（9）：1328 – 1334.

3. Mammen A L, Chung T, Christopher – Stine L, et al. Autoantibodies against 3 – hydroxy – 3 – methylglutaryl – coenzyme A reductase in patients with statin – associated autoimmune myopathy. Arthritis Rheum, 2011, 63（3）：713 – 721.

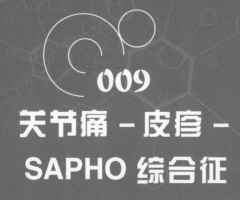

009
关节痛 - 皮疹 -
SAPHO 综合征

📋 病历摘要

患者，女性，60 岁。

主诉： 间断关节疼痛 8 年余，加重 1 周。

现病史： 8 年余前患者无明显诱因出现双肩关节、后背、腰部疼痛，活动后加重，前屈及后伸活动受限，不伴晨僵，无明显肿胀，无四肢大关节及小关节疼痛，无全身皮肤脱屑等不适，自服布洛芬缓释胶囊 1 周后可缓解。7 年前患者因 2 型糖尿病、血糖控制不佳于内分泌科住院期间，再次出现上述症状，伴有双侧胸锁关节疼痛，完善相关检查：ANA 抗体谱阴性，类风湿因子阴性，HLA - B27 阴性，X 线片示颈椎病、双肩关节、胸椎、腰椎退行性改变，骶髂关节 CT 示双侧骶髂关节退变，骨密度示骨质疏松，考虑骨关

笔记

节病，予补钙及 NSAIDs 药物对症支持治疗后好转。此后多关节疼痛间断发作，以后背及腰部为主，每年 2~3 次，服用布洛芬缓释胶囊 1 周左右均可缓解，自诉曾于外院诊断为"强直性脊柱炎"，具体用药不详。2 年前患者自觉上述症状进一步加重，并出现双手近端指间关节、远端指间关节疼痛，以近端为著，伴压痛，伴握拳受限，晨僵超过 1 小时，症状加重时可出现左膝关节疼痛，各关节无明显肿胀，服用布洛芬无效。1 年前患者出现右肩关节、右胸锁关节、胸骨柄右侧、双手近端指间关节疼痛，伴右肩关节外旋外展、双手握拳受限，并出现双手掌、双足底皮疹，有脓疱，伴脱屑，角化。为进一步诊治收入院。

既往高血压，2 型糖尿病病史。

体格检查： T 36.2℃，P 64 次/分，R 18 次/分，BP 160/80mmHg。神清，精神可。双手掌、双足底可见脓疱疹，伴脱屑、角化（图 16）。浅表淋巴结未触及肿大。双肺呼吸音粗，未闻及干湿性啰音。心率 64 次/分，律齐，各瓣膜听诊区未闻及病理性杂音。腹软，无压痛，肝脾肋下未触及，移动性浊音阴性。双侧胸锁关节、胸骨柄压痛（＋）。脊柱生理弯曲存在，无侧弯，前屈及后仰活动受限，有压痛。双手近端指间关节压痛（＋），无肿胀变形。双肩关节压痛，外旋外展活动受限。骶髂关节 4 字试验（＋）。双下肢无水肿。

辅助检查：

ESR 72mm/h，CRP 18.8mg/L。

RF：正常，ASO：正常。

CCP 抗体：阴性。

HLA - B27：阴性。

ANA：1：80。

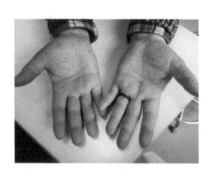

图 16　双手脓疱疹

骶髂关节 CT 平扫：双侧骶髂关节退变。

多部位 X 片：颈椎病，双肩退变；胸椎、腰椎退行性改变；骨盆诸骨退行性变。

骨扫描：双侧胸锁关节、胸骨中段、胸椎、腰椎骨代谢异常（图 17）。

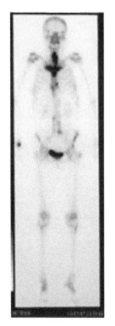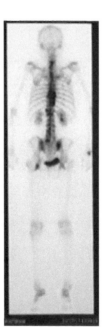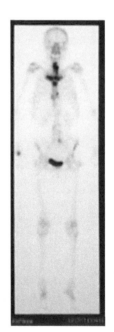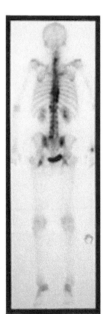

图 17　骨扫描"牛头征"改变

诊断：SAPHO 综合征，高血压，2 型糖尿病。

治疗及随访：入院后予洛索洛芬、萘丁美酮等 NSAIDs 抗炎止痛，柳氮磺胺吡啶 1.0g，每日 2 次联合甲氨蝶呤 10mg，每周 1 次。因关节痛严重予得宝松 1 支肌内注射，疼痛症状及皮疹减轻出院。出院后继服柳氮磺胺吡啶和甲氨蝶呤。3 个月后关节痛再次加重，双手双足再次出现脓疱疹，复查血沉 60mm/h，予依那西普 50mg，皮下注射每周 1 次，连用 12 周，关节痛缓解，皮疹消退，血沉降至正常。

病例分析

该患者老年女性，以胸锁关节、肩关节痛伴活动障碍为主要表现，查体可见患者双手掌、双足底皮肤红斑伴脱屑，红斑中央可及脓疱，RF、CCP、ANA 等自身抗体阴性，炎性指标 ESR、CRP 明显升高，结合骨扫描可见典型"牛头征"改变（示踪剂在胸肋锁区蓄积成牛角状的外形），考虑 SAPHO 综合征诊断明确。

SAPHO 综合征又称胸肋锁骨骨肥厚症，作为一种主要累及皮肤、骨和关节的慢性疾病，直到最近二十年才逐渐被人们所认识，其发病率较低，国内至今报道尚不足百例。SAPHO 为下列 5 个英文单词的缩写，即滑膜炎（synovitis）、痤疮（acne）、脓疱病（pustulosis）、骨肥厚（hyperostosis）和骨髓炎（osteomyelitis）。SAPHO 综合征的特征为常累及前胸壁独特关节病，并且与一系列中性粒细胞性皮肤病变（如掌跖脓疱病、聚合性痤疮、暴发性痤疮、化脓性汗腺炎、头皮穿掘性蜂窝织炎）有关。该病已被认为是一种自身炎症性疾病，可出现非对称性外周关节炎和中轴关节炎，且在某些情况下与血清阴性脊柱关节病有关。骨核素扫描在 SAPHO 综合征患者的诊断中有一定的特征性，因而具有重要价值。

SAPHO 综合征的一线治疗方案以 NSAIDs 对症治疗为主，部分

笔记

炎症反应重且一线药物疗效不佳者，可短期使用中小剂量糖皮质激素。如外周关节滑膜炎明显或皮损明显者，可联用慢作用抗风湿药物如甲氨蝶呤及柳氮磺吡啶等。有文献证实肿瘤坏死因子抑制剂、JAK 抑制剂托法替布对难治性 SAPHO 患者有效。最近的研究表明，双磷酸盐类药物如帕米磷酸二钠等对本病有确切疗效。

病例点评

　　SAPHO 综合征属于罕见病，以皮肤和骨关节病变为主，皮肤病变和骨关节受累均有其特征性，典型病例诊断并不难。但皮肤和骨关节病变可以不平行，有些患者皮肤病变早于或者晚于骨关节病变 2～3 年出现，有时二者甚至相差达二十年，给诊断带来困难。本例患者老年女性，骨关节病病变 7 年后才出现典型的手足脓疱疹，诊断为 SAPHO 综合征，之前可能会被误诊为骨关节病、强直性脊柱炎等。放射性核素骨显像对骨关节病变非常敏感，反映全身骨代谢情况，可以先于临床症状和放射性检查发现病变，典型的"牛头征"改变对 SAPHO 综合征诊断非常有意义。

参考文献

1. Daoussis D, Konstantopoulou G, Kraniotis P, et al. Biologics in SAPHO syndrome: A systematic review. Semin Arthritis Rheum, 2019, 48 (4): 618 – 625.

2. Yang Q, Zhao Y, Li C, et al. Case report: successful treatment of refractory SAPHO syndrome with the JAK inhibitor tofacitinib. Medicine (Baltimore), 2018, 97 (25): e11149.

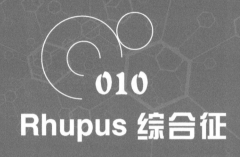

010
Rhupus 综合征

病历摘要

患者，女性，56 岁。

主诉：多关节肿痛 3 个月。

现病史：患者 3 个月余前无明显诱因出现双腕关节、双膝关节、双踝关节肿痛，伴活动受限，无晨僵，伴全身肌肉酸痛，口干、眼干，盗汗，无腮腺肿大、猖獗齿，无发热、反复口腔溃疡、皮疹，无光过敏、雷诺现象、脱发，未诊治。后患者关节肿痛逐渐加重，3 天前出现咳嗽、咳少量白痰，不伴发热，就诊于我院门诊查血常规：白细胞（WBC）9.75×10^9/L，血红蛋白（HGB）89g/L，血小板（PLT）396×10^9/L，血沉 107mm/h，CCP 425.6U/ml，ANA：1：640（斑点型），抗 Sm 抗体（+），抗 RNP 抗体（+），

笔记

抗 SSA 抗体（ + ），抗 SSB 抗体（ + ），IgG 1950.0mg/dl，补体 C_3、补体 C_4 正常，考虑"重叠综合征、系统性红斑狼疮、类风湿关节炎、继发干燥综合征"，为进一步诊治收住院。

既往体健，无特殊病史。

体格检查： T 36.8℃，P 100 次/分，R 18 次/分，BP 113/55mmHg，神志清楚，查体合作。双肺呼吸音粗，左下肺呼吸音低，可闻及少量湿啰音，未闻及干鸣音，未闻及胸膜摩擦音。心率 100 次/分，律齐，心音可，各瓣膜听诊区未闻及杂音、额外心音及心包摩擦音。腹软，无压痛、反跳痛及肌紧张,肝脾肋下未及。双腕关节、双膝关节、双踝关节对称性肿胀,压痛（ + ）。双下肢无水肿。

辅助检查：

血常规：白细胞（WBC）9.75×10^9/L，中性粒细胞百分比（GR% ）89.6% ,血红蛋白(HGB)89g/L,血小板(PLT)396×10^9/L。

血沉（ESR）107mm/h，CRP 67mg/dl。

血清铁蛋白（Ferritin）363.10ng/ml。

生化：白蛋白（ALB）29.6g/L，球蛋白（GLB）45.7g/L，葡萄糖（GLU）6.26mmol/L，肌酐（Cr）57.5μmol/L。

抗环瓜氨酸肽抗体（CCP）425.6U/ml。

RF 正常，ASO 正常。

自身抗体检测:ANA +1：640（斑点型）,抗 Sm 抗体阳性,抗 RNP 抗体阳性,抗 SSA 抗体阳性,抗 SSB 抗体阳性,dsDNA 抗体阴性。

免疫球蛋白 G（IgG）1950.0mg/dl，补体 C_3 99.40mg/dl，补体 C_4 15.30mg/dl。

尿常规：正常。

24h 尿蛋白定量：0.16g。

双手 X 线正位片：双手诸组成骨骨质密度不均，局部可见小囊变，皮质连续，关节间隙无明显变窄（图18）。

双足 X 线正位片：双足诸跖、趾骨部分骨缘可见增生，骨质密度未见异常改变，相邻关节间隙未见变窄，软组织未见肿胀。

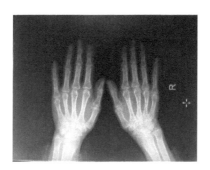

图 18　双手正位

胸部 CT：1. 双肺部分间质增厚、多发条索及片状磨玻璃密度，炎性病变可能；2. 双肺胸腔积液并双肺下叶膨胀不全，建议复查；3. 心包积液（图19）。

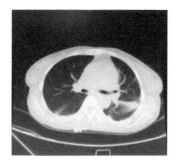 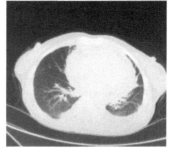

图 19　肺部 CT

腹部超声：肝多发囊肿。左肾缺如。

关节超声：双腕关节、双膝关节、双踝关节可见滑膜增生。

腮腺及颌下腺超声：双侧腮腺及颌下腺弥漫性病变，双侧腮腺多发淋巴结。

腮腺核素显像：腮腺动态显像示双侧腮腺摄取，以及排泄功能明显受损。

双膝 X 线正侧位片：双膝关节对位可，关节间隙未见明显狭窄，双膝关节骨缘骨质增生。关节面光整，关节间隙正常。

诊断：Rhupus 综合征，类风湿关节炎，系统性红斑狼疮，继发干燥综合征。

治疗方案：甲强龙 40mg，每日 1 次，1 周，序贯美卓乐 12mg，每日 1 次，联合来氟米特 20mg，每日 1 次，硫酸羟氯喹 200mg，每日两次。

病例分析

患者中年女性，以关节炎起病，中大关节受累为主，病程大于 6 周，CCP 抗体高滴度升高，炎性指标升高，符合 2010 ACR/EULAR 类风湿关节炎（rheumatoid arthritis，RA）分类诊断标准。同时该患者 ANA 高滴度阳性，抗 RNP 抗体、抗 Sm 抗体、抗 SSA 抗体、抗 SSB 抗体多抗体阳性，有血液系统损伤贫血，有多浆膜腔积液（心包积液、胸腔积液），亦支持系统性红斑狼疮（systemic lupus erythematosus，SLE）诊断。入院后予激素、DMARDs 药物治疗后，关节肌肉症状迅速缓解。患者同时或先后出现 RA 与 SLE 的特征性临床表现的一组综合征，称为 Rhupus 综合征。

Rhupus 综合征临床表现多样，患者以 RA 起病多见，但也有以 SLE 首发或两者同时起病的病例，两病出现的间隔时间以 4.3 ~ 25 年不等。虽同时具有 RA 和 SLE 的临床表现，但通常 RA 的表现更为明显，表现为侵蚀性、对称性多关节炎，半数以上可出现关节畸形，部分患者出现类风湿结节，而 SLE 表现一般较轻，多以血液系统损伤为突出表现。可有肾脏受累和神经系统损伤，肾损伤少见且多不严重，肺部受累表现为胸膜炎、轻中度肺动脉高压及肺间质纤维化。有研究发现，RA 病程越长，出现 SLE

表现的概率越高。

病例点评

　　Rhupus 综合征是否为重叠综合征的一种目前尚存在争议。有学者认为，Rhupus 综合征是 SLE 的严重关节病变型，侵蚀性关节破坏是 SLE 一种特殊的关节表现，有的学者则认为 Rhupus 综合征是 RA 的关节外表现，也有学者认为 Rhupus 综合征是两病的相互漂移转变，是其中一种停止活动而另一种出现活动。目前最普遍的观点认为，Rhupus 综合征患者关节症状重、致畸率高、治疗效果不理想，与 SLE 的关节表现相对较轻、疗效较好不同，两者病程亦不一致，临床特征、遗传学特征及血清学特征表现为 RA 与 SLE 的重叠，特别是特异性抗体的重叠，应属重叠综合征范畴的疾病之一。Rhupus 综合征至今尚无公认的诊断标准，目前需结合 RA 和 SLE 的分类诊断标准。出现以下情况需警惕 Rhupus 综合征的可能：（1）RA 患者经规范治疗数年后出现 SLE 相关表现和（或）检测到 SLE 特异性抗体；（2）SLE 患者伴有类风湿结节；（3）SLE 患者体内检测到高滴度 RF、高 CRP、抗 CCP／AKA 抗体阳性；（4）SLE 患者关节放射学检查出现侵蚀性改变。

参考文献

1. Tani C，D'Aniello D，Delle Sedie A，et al. Rhupus syndrome：assessment of its prevalence and its clinical and instrumental characteristics in a prospective cohort of 103 SLE patients. Autoimmun Rev，2013，12（4）：537 – 541.

2. Liu T，Li G，Mu R，et al. Clinical and laboratory profiles of rhupus syndrome in a Chinese population：a single – centre study of 51 patients. Lupus，2014，23（9）：9589 – 9563.

011
肉芽肿性多血管炎并发
肥厚性硬脑膜炎

病历摘要

患者，男性，20岁。

主诉：鼻塞10余年，听力下降1年，发热、头痛1天。

现病史：10余年前无明显诱因出现双侧鼻塞，呈间断性，伴流黄脓涕，无涕中带血，偶有头痛，伴鼻干、鼻痒、打喷嚏，伴夜间睡眠时张口呼吸，于2013年7月在山西省太原市某医院局麻下行双侧上颌窦穿刺及单侧鼻息肉切除术，术后自觉鼻塞改善欠佳，伴黄脓涕不易擤出，需借助鼻腔冲洗器进行冲洗，无复视、眼球运动障碍及眼胀等眼部不适。1年前无明显诱因出现左耳听力下降，逐渐加重，就诊于南京市镇江某医院，诊断为"分泌性中耳炎"，予鼓膜穿刺治疗，后听力下降可略改善。近1年左耳行鼓膜穿刺3

次，目前左耳听力下降改善不明显。3个月前无明显诱因出现双侧鼻干加重，伴头痛，自觉夜间及晨起时明显，伴双侧眼胀、溢泪明显，鼻塞无明显加重，无明显复视及眼球运动障碍。2个月余前无明显诱因出现右耳听力下降，3天后右耳近全聋，行鼓膜穿刺后效果欠佳。10天前就诊于我院耳鼻咽喉头颈外科行左耳鼓膜切开置管术。1天前出现发热，体温最高40℃，伴剧烈头痛，肌注曲马多效果不佳。伴咳嗽、咳痰、痰中带血、胸痛，无腹痛、腹胀、消化不良，无腰痛、泡沫尿，无四肢关节肿痛及活动受限。为求进一步诊治收入院。

既往史：15年前无明显诱因出现过敏性紫癜，治疗后好转，此后无复发。

体格检查：体温38.2℃，脉搏100次/分，呼吸20次/分，血压134/89mmHg。心、肺、腹查体无异常。专科情况：耳：双侧耳廓无明显畸形，双侧乳突区无红肿、压痛；左侧外耳道可见大量白色物，局部似略呈淡绿色，鼓膜中部可见留置管，右侧外耳道可见大量棕褐色干痂，鼓膜未见。鼻：外鼻呈鞍型改变（图20），皮肤无破损；双侧前鼻孔狭窄，双侧下鼻甲上部与鼻中隔处粘连，鼻前庭前部下缘处略增厚，鼻中隔前端右偏，双鼻腔及鼻咽部见黄色干痂附着。咽：口咽清洁、黏膜红润，悬雍垂居中，双侧扁桃体Ⅰ度肿大，舌根及咽后壁淋巴滤泡无明显增生；舌根淋巴无增生，会厌谷形态良好，劈裂无肿胀，双侧梨状窝未见明显新生物。喉：会厌光滑无红肿，双侧声带后部色白平滑、活动良好。颈：颈部外观无畸形，活动度好，静脉无怒张，动脉无异常搏动；颈部及颌下未触及肿大淋巴结；喉活动好，喉摩擦感存在，喉无叩击痛；气管居中，甲状腺未触及肿物；颈部听诊无异常血流杂音。

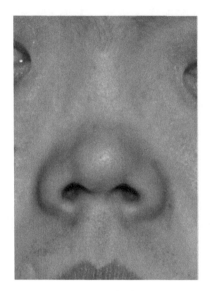

图 20　鞍鼻

辅助检查:

血常规、尿常规未见异常。

血沉:47mm/h,C 反应蛋白:32.70mg/L。

血生化:肝功、肾功、电解质均正常。

免疫化验:类风湿因子(RF)18.9KIU/L,抗链"O"(ASO)363IU/ml。抗中性粒细胞胞质抗体(ANCA):c-ANCA 阳性,抗蛋白酶 3(PR3)抗体 176RU/mL,抗髓过氧化酶(MPO)抗体阴性。抗核抗体(ANA)和 ENA 抗体均阴性。

左外耳道分泌物涂片找细菌:革兰阳性球菌,涂片找真菌阴性。

听力测试:左耳:AC 60-60-65-55;BC 35-30-60-40。右耳:AC 85-85-80-85;BC 50-60-75-75。

电子喉镜:提示慢性鼻窦炎、前鼻孔狭窄、鼻腔粘连。

腹部超声:肝、胆、胰、脾、肾未见异常。

胸部 CT(图 21):双肺小结节,性质待定,建议间隔 3 个月复查。

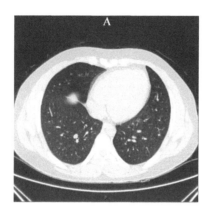

图 21　胸 CT 可见双肺小结节影

颞骨 CT：双侧中耳炎。

鼻窦 CT（图 22）：1. 全组副鼻窦炎合并阻塞性积液；2. 右侧鼻腔软组织影，鼻息肉？

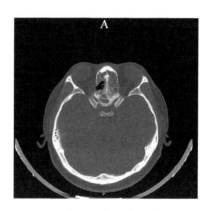

图 22　五官 CT 右侧鼻腔软组织影

病理检查：（右侧鼻腔组织）被覆复层纤毛柱状上皮及复层鳞状上皮黏膜组织 1 块（1.5cm×0.5cm×0.5cm）呈活动性慢性炎，伴灶性表面糜烂，部分固有层水肿（图 23）。未见明确肿瘤性病变。免疫组化：CK 表面上皮（＋），CD3 部分细胞（＋），CD20 部分（＋），CD5 部分（＋），CD56 散在少量细胞（＋），粒酶 B 散在少量细胞（＋），Ki－67 指数约 10%。EB 病毒原位杂交（－）。

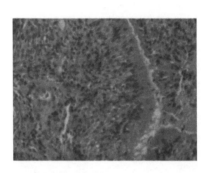

图 23　右侧鼻腔活检（HE 染色，400 倍）

诊疗经过： 入院后根据患者反复发作的鼻炎、鼻窦炎、中耳炎，伴呼吸道症状痰中带血丝，影像学提示全组副鼻窦炎、鼻中隔破坏，伴阻塞性积液，免疫学检查 c–ANCA 阳性，抗蛋白酶 3 （PR3）抗体明显升高，诊断肉芽肿性多血管炎。治疗予甲强龙 80mg 静脉滴注，每日 1 次，体温高峰下降但未恢复正常，仍头痛，完善头颅核磁：双侧泪腺、双侧全组鼻窦、双侧中耳乳突区病变，伴右侧迷路炎、脑膜强化、多支颅神经受累（图 24），考虑系统性疾病可能。考虑患者除有眼、耳、鼻受累，还有脑膜和颅神经受累，予甲强龙 500mg 冲击治疗 3 天后继用甲强龙 80mg 静脉滴注，每日 1 次，同时予环磷酰胺 0.8g 静脉滴注，每 2 周一次。患者体温降至正常，头痛、鼻塞症状较前明显缓解，激素逐渐减量。1 年后复查：ANCA：c–ANCA 阳性，PR3 抗体 98.9U/ml。五官 CT（图 25）：1. 双侧泪腺饱满，以右侧为著；右侧泪囊及泪小管见造影剂填充，左侧泪囊及泪小管未见造影剂填充；2. 右侧额窦、双侧筛窦、上颌窦及蝶窦软组织密度影及局部骨质改变；3. 双侧中鼻甲及右侧下鼻甲局部骨质缺损，鼻骨部分骨质缺失，左侧下鼻甲肥大；4. 右侧中耳炎；5. 右侧鼻腔软组织影。

最终诊断： 肉芽肿性多血管炎、鼻炎鼻窦炎，鼻息肉术后，鼻部取活检术后（右），上颌窦穿刺术后（双），分泌性中耳炎，混合性听力下降，鼓膜切开置管术后（左），泪腺炎，肥厚性脑膜炎，颅神经炎，肺部结节。

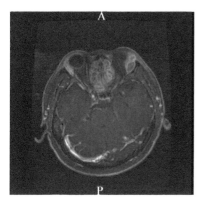

图 24　头颅增强 MRI 可见脑膜强化

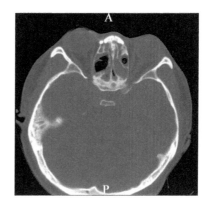

图 25　复查五官 CT

病例分析

　　患者青年男性，慢性病程，有反复发作的鼻炎、鼻窦炎、中耳炎，病情呈逐渐加重趋势，伴咳嗽、咳痰，进而出现痰中带血丝，以及中枢神经系统受累。免疫学检查提示 c‐ANCA 阳性，抗蛋白酶 3（PR3）抗体明显升高，影像学提示全组副鼻窦炎、鼻中隔破坏，伴阻塞性积液、双肺结节，暂无肾脏受累表现（无血尿、蛋白尿，血肌酐正常），组织病理学上呈慢性炎症表现，排除恶性肿瘤。根据 1990 年美国风湿病学会（ACR）的诊断标准，肉芽肿性多血管炎（granulomatosis with polyangiitis，GPA）诊断明确，该患者受累器官表现为眼、耳、鼻‐鼻窦、肺部、中枢神经系统（脑膜、颅内多支神经），病情重，且五官受累较重，听力明显下降严重影响生活质量。

　　肉芽肿性多血管炎为系统性疾病，可有肾脏、肺部受累，表现

笔记

为血尿、快速进展性肾小球肾炎、肺泡出血等；也可累及中枢神经系统，出现脑神经炎和脑血管炎等。肥厚性硬脑膜炎（hypertrophic pachymeningitis，HP）是一种非特异性硬脑膜慢性进行性炎症反应。有 1/3 的 GPA 患者并发 HP，多见于活动期局限型 GPA，常伴有眼、耳、鼻、喉、肺受累，同时肾脏受累少见。HP 常见于疾病早期（病程少于半年）。其主要表现为严重头痛和多对颅神经损伤，缺乏脑膜刺激征表现。脑脊液压力可增高，白细胞轻度升高，以及蛋白含量增高，糖、氯化物正常，ANCA 可阳性。血清中抗中性粒细胞胞质抗体约 2/3 阳性。头增强核磁可见硬脑膜增厚且明显强化。硬脑膜活检病理可见肉芽肿性炎症和组织坏死，常伴血管炎。绝大多数患者对大剂量糖皮质激素、甲氨蝶呤、环磷酰胺或其他免疫抑制剂，以及利妥昔单抗联合治疗反应较好，早期治疗可减少神经系统损伤后遗症。

肉芽肿性多血管炎治疗主要是糖皮质激素，重症患者联合应用环磷酰胺等免疫抑制剂。本患者虽无快速进展性肾小球肾炎、肺泡出血等严重的肾脏、肺部损伤，但已出现中枢神经系统受累，有激素冲击指征。此患者予甲强龙 500mg，每日 1 次，冲击 3 天后病情明显改善，体温正常，头痛缓解，鼻塞减轻。激素冲击后根据 1mg/（kg·d）继续应用 4～6 周，开始减量，直至维持量。免疫抑制剂方面继续环磷酰胺治疗，口服环磷酰胺可尽快达到有效累积量。此外，患者有肥厚性脑膜炎，也可腰椎穿刺予地塞米松 + 甲氨蝶呤鞘注治疗。

病例点评

本例为 20 岁的年轻患者，病史却有十余年，因最初鼻炎、鼻窦炎就诊于耳鼻喉科，治疗效果不佳，逐渐出现耳、眼、呼吸道乃至中枢神经系统受累，病情逐渐进展加重，最终诊断为肉芽肿性多血管炎。肉芽肿性多血管炎在风湿免疫病中并不属于常见病，以往也称为韦格纳肉芽肿（Wegener's granulomatosis，WG），最早由德国病理科医生弗里德里克·韦格纳（Friedrich Wegener，1907—1990）首次详细描述而以其姓氏命名。更名原因一方面缘于对Wegener其人历史事件的重新评价；另一方面，也是更主要的原因是基于人们对本病病因、发病机制及病理学特点认识的提高。GPA累及中枢神经系统比较少见，本例患者并发了肥厚性硬脑膜炎和颅神经炎，但经过积极治疗患者病情缓解。此例提醒我们不要局限于局部，应该积极追索病因，尽早诊断尽早治疗，对患者病情控制更有帮助。

参考文献

1. Choi H A，Mi J L，Chung C S. Characteristics of hypertrophic pachymeningitis in patients with granulomatosis with polyangiitis. J Neurol，2017，264（4）：724－732.

2. Shimojima Y，Kishida D，Hineno A，et al. Hypertrophic pachymeningitis is a characteristic manifestation of granulomatosis with polyangiitis：A retrospective study of anti－neutrophil cytoplasmic antibody－associated vasculitis. Int J Rheum Dis. 2017，20（4）：489－496.

笔记

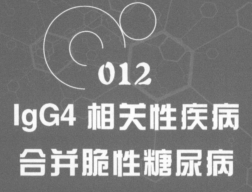

012
IgG4 相关性疾病合并脆性糖尿病

病历摘要

患者，男性，75 岁。

主诉： 口干 6 个月。

现病史： 患者 6 个月前无诱因出现口干，进干食需用水或汤送服，无牙齿片状脱落，不伴关节肿痛及活动受限，无晨僵，无皮疹、发热、咽痛，无雷诺现象，未予重视。后出现食欲不佳，小便变黄，无巩膜黄染，无恶心呕吐，无发热、腹痛等不适。就诊于我院，查 WBC $9.78 \times 10^9/L$，EO% 10.4%，BASO% 1.4%，HGB 127g/L，ESR 70mm/h，ALT 269U/L，AST 272.0U/L，ALP 240U/L，GGT 586U/L，ALB 31.1g/L，D – BIL 19.45μmol/L，I – BIL 12.93μmol/L，IgG 3070.0mg/dl，IgM 30.0mg/dl，C_3 69.30mg/dl，

C_4 8.16mg/dl，IgG4 65.60g/L，双侧腮腺超声示：双侧腮腺及颌下腺弥漫性病变，双颈部多发淋巴结。ANA 抗体谱、抗 ENA 抗体、线粒体抗体 IgG、类风湿因子、C 反应蛋白均无异常。现为求进一步诊治收入我科。

自发病以来，患者神志清，精神、睡眠可，食欲不佳，小便发黄，大便干燥，近半月体重减轻 10 余千克。

既往史：糖尿病病史 30 余年，平日未规律监测血糖，现降糖方案为：诺和灵 R 10－16－16IU 三餐前，来得时 14IU 睡前。高血压 10 余年，口服苯磺酸氨氯地平片 2.5mg，每日 1 次，规律监测血压控制在 140/80mmHg 之内。血脂增高多年，现口服阿托伐他汀钙 10mg，每晚一次，降脂治疗。前列腺增大 10 余年，现服用非那雄胺片 5mg，每日 1 次。

体格检查：体温 36.3℃，脉搏 77 次/分，呼吸 18 次/分，血压 147/79mmHg。营养良好，自主体位。皮肤无皮疹。全身浅表淋巴结未触及肿大。双肺呼吸音清，未闻及明显干湿啰音。心率 77 次/分，律齐，心音正常，A2＞P2，各瓣膜听诊区未闻及心脏杂音。腹平软，无压痛、反跳痛、肌紧张，未触及包块，肝、脾未触及。四肢无畸形，关节活动无受限。双下肢无水肿，无静脉曲张。四肢肌力、肌张力正常。病理征阴性。

辅助检查：

糖化血红蛋白（HbAIc）7.60%。

腹部超声示：胰头部占位，可见大小约 5.3cm×3.7cm×3.8cm 低回声，边界不清，形态不规则，其内未探及血流信号，恶性肿瘤可能性大，建议结合影像学检查；肝内外胆管扩张，胰管扩张，胆囊壁增厚。

消化腺显像示：腮腺动态显像示双侧腮腺摄取，以及排泄功能受损。

腮腺颌下腺超声示：双侧腮腺、颌下腺弥漫性病变（3～4级）。双侧腮腺及颌下腺体积增大，形态饱满，实质回声减低、不均匀，内可见多发条索样高回声，腺体实质内血流分布较丰富。

腹部核磁示：1. 胆囊炎，胆囊内多发异常信号影，考虑结石可能；2. 胰腺表现，炎性可能；3. 胆管壁厚，考虑炎性可能。

PET/CT示：1. 胰头饱满，FDG 代谢增高（图26）；双侧泪腺增厚，FDG 代谢增高（图27）；双侧腮腺肿大、密度增高，FDG 代谢弥漫增高（图28）；双侧颌下腺 FDG 代谢轻度增高（图29）；胆总管增宽，管壁增厚，未见明显 FDG 代谢增高（图30）；上述改变，考虑 IgG4 相关性疾病，建议治疗后复查；胆囊壁增厚，未见明显 FDG 代谢增高（图31），慢性炎性病变可能，IgG4 相关性疾病累及不除外，建议动态观察；双侧肾盂及输尿管上段显像剂滞留，考虑 IgG4 相关性疾病累及输尿管不除外；肠系膜下动脉远端增粗、FDG 代谢增高，建议动态观察；2. 腔隙性脑梗死不除外，左侧颞上回 FDG 代谢增高，未见明显异常密度，建议必要时 MRI 进一步检查；3. 双侧筛窦、上颌窦炎可能，甲状腺右叶低密度影，两叶钙化灶。均未见明显 FDG 代谢增高，考虑良性病变可能，建议完善超声并动态观察；4. 双肺多发结节，均未见明显 FDG 代谢增高，建议动态观察；双肺索条、实变及磨玻璃影，并见部分小叶间隔增厚，FDG 代谢轻微，考虑炎性病变可能，部分间质性病变不除外，建议动态观察；双侧支气管管壁增厚，FDG 代谢未见明确异常，慢性支气管炎不除外；左肺下叶肺大泡形成；纵隔及双肺门多发小淋巴结，FDG 代谢增高，考虑炎性反应性增生可能；双侧胸膜稍增厚，左侧纵隔胸膜 FDG 代谢稍增高，建议动态观察；心包积液；5. 前列腺增生；6. 脊柱退行性改变；7. 余躯干及脑部 PET/CT

检查未见明显异常代谢征象，建议动态观察。

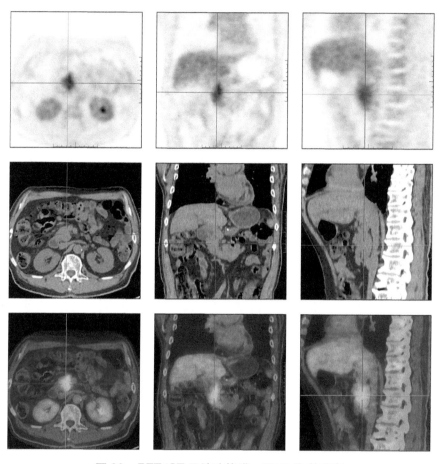

图26   PET/CT 示胰头饱满，FDG 代谢增高

唇腺活检病理（图32）：腺泡萎缩，间质小灶及大片淋巴细胞浸润（淋巴细胞大于40个），小导管增生伴扩张。

诊断：IgG4 相关性疾病：IgG4 相关性胰腺炎、IgG4 相关性泪腺炎、IgG4 相关性涎腺炎（腮腺及颌下腺）、IgG4 相关性胆管炎；2 型糖尿病；高血压 2 级（极高危组）；高脂血症；前列腺肥大。

诊治经过：患者入院后给予甲强龙 40mg 静脉滴注，每日 1 次及环磷酰胺 0.6g 静脉滴注，每 2 周一次治疗，患者应用激素后，血糖波动大，午餐后及晚餐后血糖 >33.3mmol/L，伴有夜间低血糖

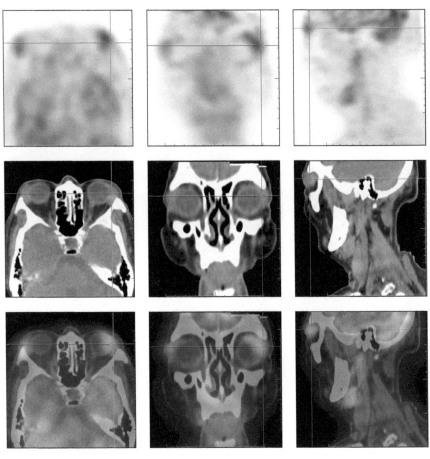

图27 PET/CT 示双侧泪腺增厚，FDG 代谢增高

症状。调整胰岛素治疗方案为诺和锐 10U－18U－18U 皮下注射，三餐前，并将激素改为口服逐渐减量。治疗 3 个月后复查，肝功能恢复正常，血沉、C 反应蛋白炎性指标正常，IgG4 降至 15.2g/L。IgG 降至 2010mg/dL，监测空腹及餐后血糖稳定。

病例分析

患者老年男性，慢性病程，以口干为主要症状，化验发现肝功能异常，高球蛋白血症，进一步检查超声发现腮腺颌下腺病变，胰

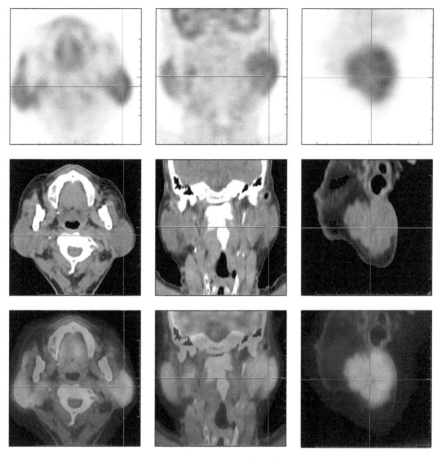

图 28 PET/CT 示双侧腮腺肿大、密度增高，FDG 代谢弥漫增高

头部占位，肝内外胆管扩张，胰管扩张，胆囊壁增厚。PET/CT 检查除外了恶性肿瘤，同时发现多个脏器受损，结合患者血清 IgG4 明显升高，诊断 IgG4 相关性疾病（IgG4 - related disease，IgG4 - RD）明确。累及了泪腺、腮腺、颌下腺、胰腺、胆管，不除外胆囊、肾盂输尿管累及。根据 2015 年《IgG4 相关疾病诊断及治疗国际专家共识》，对于所有有症状的、活动性 IgG4 - RD 患者均需要进行治疗。即使一部分患者无临床症状，但是如果考虑到疾病进展可能会造成器官功能衰竭（如病变累及胆管、肾脏、主动脉、肠系膜、胰腺、硬脑膜等），也应对这部分患者进行治疗。而对仅表现

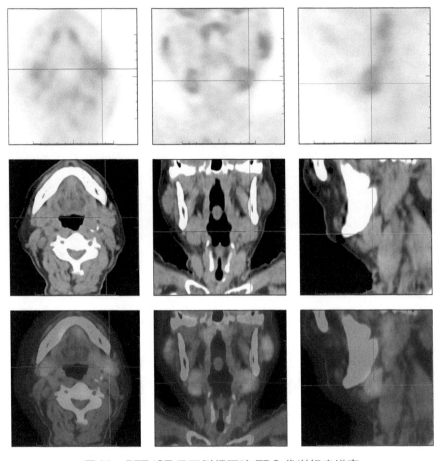

图 29　PET/CT 示双侧颌下腺 FDG 代谢轻度增高

为无症状轻度淋巴结肿大、腺体肿大的患者可考虑随诊观察。本例患者有多部位受累，故根据共识，首选糖皮质激素治疗，同时联合应用免疫抑制剂。

本例患者有 2 型糖尿病 30 余年，长期应用胰岛素治疗，平时未监测血糖。应用糖皮质激素治疗后血糖出现较大波动。考虑与患者病史长、胰岛功能差、激素作用和代谢、胰岛素作用和代谢、老年人脑功能退化、情绪波动、饮食活动不恒定等因素有关。经内分泌科专科会诊，调整胰岛素治疗方案，治疗的目标只是降低波动幅度，减少低血糖次数，使血糖稳定。

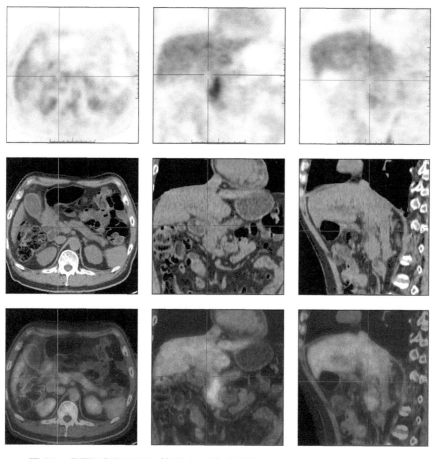

图30　PET/CT 示胆总管增宽，管壁增厚，未见明显 FDG 代谢增高

对于本例患者，较大幅度的血糖波动有脆性糖尿病和类固醇性糖尿病的共同因素作用。对于有糖尿病病史且需要应用糖皮质激素治疗的患者来说，英国糖尿病协会指南建议：1. 目标血糖值为 6 ~ 10mmo/L；2. 监测血糖次数提高至 4 次/天；3. 加强患者教育。对于已经应用胰岛素治疗的患者，推荐治疗方案为：1. 若患者的方案是每晚一次胰岛素注射治疗，建议改为晨起注射胰岛素；2. 如果方案是多次胰岛素注射治疗，建议替换为基础胰岛素治疗；3. 警惕夜间或凌晨低血糖。

笔记

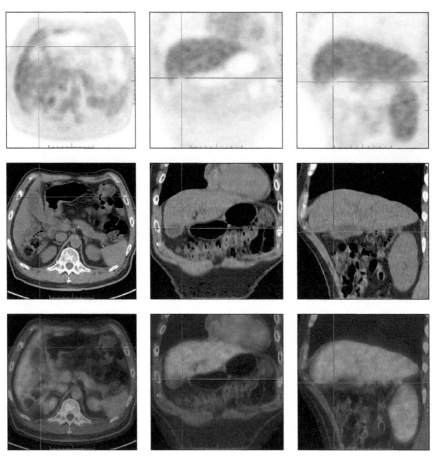

图 31　PET/CT 示胆囊壁增厚，未见明显 FDG 代谢增高

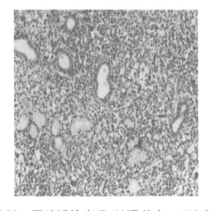

图 32　唇腺活检病理（HE 染色，400 倍）

🩺 病例点评

　　本例患者以肝损伤为首发症状，超声提示胰头占位，很容易考虑到胰腺癌，但腹部核磁并未发现肿瘤，进一步行 PET/CT 除外了恶性肿瘤，同时发现除胰腺外，泪腺、腮腺、颌下腺、胆管，胆囊、肾盂输尿管均有累及，为典型的 IgG4 相关性疾病的表现。治疗方面首选糖皮质激素，但免疫抑制剂的应用有争议。针对本例患者的情况，合并糖尿病，用激素后血糖波动很大，还有低血糖的发生，给治疗带来困难。我们将糖皮质激素较快减量，同时加用免疫抑制剂环磷酰胺治疗，在较好地诱导病情缓解的基础上，尽可能减少血糖波动，使患者利益达到最大化。

参考文献

1. Khosroshahi A，Wallace Z S，Crowe J L，et al. International Consensus Guidance Statement on the Management and Treatment of IgG4 – Related Disease. Arthritis Rheumatol，2015，67（7）：1688 – 1699.

2. Roberts A，James J，Dhatariya K. Joint British Diabetes Societies（JBDS）for Inpatient Care. Diabet Med.，2018，35（8）：1011 – 1017.

笔记

013

重症系统性红斑狼疮 – 血浆置换

病历摘要

患者，女性，26岁。

患者2015年10月27日无明显诱因突发下腹疼痛伴发热，体温最高40℃，伴呕吐胃内容物，双下肢水肿，至我院急诊就诊，查体下腹压痛、反跳痛，无肌紧张，血常规示 WBC 4.96×10^9/L，腹部B超示腹腔少量积液，考虑腹腔感染，予头孢唑肟、甲硝唑抗感染治疗后体温正常，腹痛缓解，仍有双下肢水肿。

2015年11月17日出现胸闷、腹胀，B超示双侧胸腔积液、腹盆腔中量积液。查血常规 WBC 4.35×10^9/L，GR% 78.9%，Hb 71g/L，PLT 491×10^9/L。尿常规：BLD（+++），PRO（+++），LEU（+）。血生化 TP 30.5g/L，ALB 11.2g/L，BUN 19.39mmol/L，

Cr 95.3μmol/L，UA 567.0μmol/L，CHO 6.45mmol/L，TG 4.07mmol/L，K 4.59mmol/L，Na 121.0mmol/L，Cl 86mmol/L。ESR 70mm/h。CRP 27.10mg/L。免疫球蛋白 IgG 555.0mg/dl，补体 C_3 23.00mg/dl，补体 C_4 6.19mg/dl。自身抗体：ANA 1：320（均质型），抗 dsDNA 抗体 +1：20。诊断系统性红斑狼疮，狼疮性肾炎，贫血。于我院肾内科行肾穿刺活检，病理示肾穿刺组织可见 35 个肾小球，系膜细胞和基质中至重度弥漫增生，内皮细胞弥漫增生，系膜区、内皮下可见嗜复红蛋白沉积，毛细血管腔内可见微血栓形成，肾小管上皮细胞颗粒及空泡变形，肾间质弥漫性轻度水肿，小动脉无明显病变。HBsAg（－）、HBcAg（－）。免疫荧光：IgG（++）、IgA（++++）、IgM（+++）、C_3（+++）、Fib（－）、C1q（+++）。在系膜区和毛细血管袢及基底膜呈团块状沉积。结合临床符合狼疮性肾炎Ⅳ型。

2015 年 11 月 25 日为进一步治疗收入我科病房。入院后完善相关检查，血常规：白细胞（WBC）4.90×10^9/L，血红蛋白（HGB）74g/L，血小板（PLT）84×10^9/L。尿蛋白 4 项升高：微量白蛋白（AlbU）42.80mg/dl；$α_1$ - 微球蛋白（$α_1$ - MU）2.68mg/dl；转铁蛋白（TrfU）2.83mg/dl；免疫球蛋白 IgG（IgGU）6.68mg/dl。24h 尿蛋白定量 1.79g。血生化：白蛋白（ALB）13.3g/L，肝功能、肾功能、电解质正常。血气分析未见异常。凝血功能：凝血酶原时间活动度［PT（A）］149.50%；纤维蛋白（原）降解产物（FDP）11.40mg/L；D 二聚体（D - Dimer）3.40mg/L。补体 C_3 21.70mg/dl；补体 C_4 5.40mg/dl。胸片：右上肺炎。胸部 CT：1. 右肺上叶感染性病变（图 33）；2. 左肺上叶小结节，炎性病变可能性大；3. 双侧胸腔积液；4. 纵隔及双侧腋窝多发淋巴结；5. 少量心包积液；6. 心腔内密度减低，贫血可能；7. 腹腔积液。入院后诊断：系统性红斑狼疮、狼疮性肾炎Ⅳ型、肾病综合征、右上肺炎。予甲强龙40mg静脉滴注，每日1次，输注人血白蛋白纠正低蛋白血症，呋塞米利尿、头孢哌酮舒巴坦抗感染治疗。复查血小板（PLT）上升至105×10⁹/L，血红蛋白（HGB）仍低58g/L，予输注红细胞改善贫血。

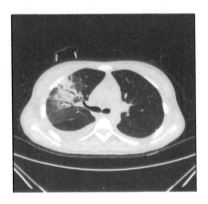

图33 胸部CT：右肺上叶肺炎

2015年12月5日下午17:10患者突发意识丧失，四肢抽搐，牙关紧闭，口角流涎，双眼向右上方凝视，持续时间30余秒，上述症状缓解。询问患者对答切题，对刚发生事情无记忆，诉有轻微头晕，查体：180/90mmHg，颅神经（－），右下肢肌力Ⅴ⁻级，右巴氏征（＋），余阴性。心电图未见明显异常。化验血气分析示低氧血症PO_2 52.60mmHg，pH 7.410正常。血生化示低钾、低钙血症，K 3.39mmol/L，Ca 1.84mmol/L，余正常。予补钙、补钾对症治疗。2小时后再次出现意识丧失，四肢抽搐。急查头颅CT示左侧额叶条状高密度影，考虑蛛网膜下腔出血可能（图34）。神经内科会诊考虑癫痫大发作，予德巴金400mg及安定20mg静脉滴注对症治疗。但患者仍间断躁动。1天后再次出现意识欠清、喘憋、呼吸急促，脉氧饱和度波动于50%～60%。查体喘息貌，双肺呼吸音粗，双肺满布湿性啰音，心音可，心率140～150次/分，各瓣膜区未闻及明显杂音。急查血常规：WBC 12.4×10^9/L，GR 87.2%，HGB 81g/L，PLT 139×10^9/L；血生化：ALT 21U/L，AST 119.7U/L，LDH 826U/L，TP 38.2g/L，ALB 20.5g/L，CK 9591U/L，CK - MB 12.1ng/ml，TnI 3.41ng/ml，TnT 0.4ng/ml；NT - proBNP > 35 000ng/L。凝血功能：FDP 56.3mg/L，D - Dimer 26.8mg/L。超声心动图：左房左室大，左室壁整体室壁运动减弱，左室射血分数减低（EF 0.47）。心内科会诊考虑肺水肿、急性左心功能不全。予硝酸酯类静脉泵入、平喘、利尿等对症治疗，但脉氧饱和度持续下降，予气管插管接呼吸机辅助通气，并转入 ICU 治疗。入 ICU 后予呼吸机辅助通气、持续床旁肾替代治疗，3 天后（2015 年 12 月 9 日）顺利脱机拔管，并改为每日 4 小时床旁血滤。原发病治疗方面调整予甲强龙，丙种球蛋白冲击治疗后序贯甲强龙 80mg 静脉滴注，每日 1 次。患者喘憋缓解，未再出现意识丧失及抽搐。完善头颅 CTA：脑内动脉管腔粗细不均匀，双侧大脑前动脉起始段狭窄，A2 段可见膨大，左侧大脑后动脉 P1 段可疑小结节状凸起（图 35、图 36）。2015 年 12 月 11 日停床旁血滤转出 ICU。

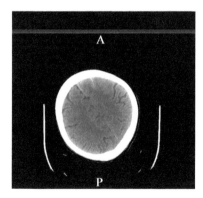

图 34 头颅 CT

注：左侧额部脑沟及大脑镰部可见条状高密度影，周围脑组织略肿胀

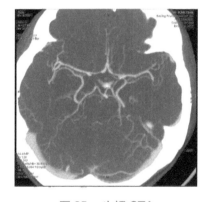

图 35 头颅 CTA

注：脑内动脉管腔粗细不均匀，双侧大脑前动脉起始段狭窄

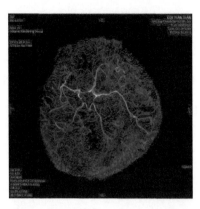

图 36 头颅 CTA：A2 段可见膨大

　　为进一步控制病情于 2015 年 12 月 17 日行双重血浆置换治疗，隔日 1 次，共 3 次，每次 2 小时，以右颈内静脉为血管通路，血流速度 100～130ml/min，分浆速度 25～39ml/min，补浆及弃浆速度 4～7ml/min，每次用血浆 1000ml，小分子肝素 5000～6000U 抗凝。复查相关指标：血红蛋白基本稳定，血小板上升接近正常，心肌酶下降至正常，胸片示炎症及积液较前明显吸收，超声心动图示：左房左室大，射血分数上升至 0.59。病情逐渐稳定，激素调整为强的松 60mg，每日 1 次口服，间断应用环磷酰胺静滴，并加用硫酸羟氯喹 200mg，每日 2 次，吗替麦考酚酯 0.5g，每日 2 次。2016 年 1 月 8 日复查血常规：白细胞（WBC）3.10×10⁹/L，红细胞（RBC）2.17×10¹²/L，血红蛋白（HGB）78g/L，血小板（PLT）98×10⁹/L。尿常规：蛋白质（PRO）（++），潜血（BLD）（++）。24h 尿蛋白定量 2.40g。血生化：白蛋白（ALB）19.9g/L，尿素氮（Urea）7.54mmol/L，肌酐（Cr）51.5μmol/L。免疫球蛋白 G（IgG）1170.0mg/dl，免疫球蛋白 M（IgM）24.3mg/dl，免疫球蛋白 A（IgA）97.1mg/dl，补体 C_3 101.00mg/dl，补体 C_4 15.00mg/dl。患者病情逐渐缓解。

　　1 年后随诊无不适主诉，复查血常规：白细胞（WBC）6.88×10⁹/L，红细胞（RBC）4.43×10¹²/L，血红蛋白（HGB）132g/L，

血小板（PLT）219×10^9/L。24 小时尿蛋白定量 0.14g。血生化：ALT 11U/L，Cr 44.8μmol/L，Alb 48.9g/L。ANA＋1：160（均质型、斑点型），dsDNA 139.6IU/ml。免疫球蛋白 IgG 1060mg/dl，IgM 83.6mg/dl，IgA 292.0mg/dl，补体 C_3 99.80mg/dl，补体 C_4 22.50mg/dl。各项指标稳定。

最终诊断： 系统性红斑狼疮，狼疮性肾炎Ⅳ型，急性肾功能衰竭（KDIGO 分级 3 级），狼疮性脑病，蛛网膜下腔出血？急性心肌损伤，心功能Ⅳ级（NYHA 分级），急性心源性肺水肿，Ⅰ型呼吸功能衰竭，狼疮血液系统损伤，贫血（重度），血小板减少，双肺炎。

病例分析

患者育龄期女性，发热半月余，有多系统损伤：血液系统红细胞、血小板减少；肾脏血尿、蛋白尿，肾病综合征表现，肾穿刺病理为狼疮性肾炎Ⅳ型；中枢神经系统受损，癫痫发作；心肌受损，急性心功能不全；免疫学化验 ANA 阳性，抗 dsDNA 抗体阳性，低补体血症，符合 2009 年系统性红斑狼疮国际临床协作组新分类诊断标准，故该患者系统性红斑狼疮诊断明确。SLEDAI 评分为 25 分，为重度活动。

重症系统性红斑狼疮（severe systemic lupus erythmatosus，SSLE）为并发急性且危及生命的狼疮危象，包括急进性狼疮性肾炎、严重的中枢神经系统损伤、弥漫性出血性肺泡炎、严重皮肤血管炎等。本例患者病程中突发癫痫发作，影像学示蛛网膜下腔出血可能、脑血管病变，考虑继发于狼疮颅内血管炎，存在严重的中枢神经系统损伤。喘憋、不能平卧存在急性左心功能衰竭，威胁生命。属于重症系统性红斑狼疮。本例在用激素、丙种球蛋白、免疫抑制剂治疗的基础上，我们采用了双重血浆置换方案。血浆置换（therapeutic plasma exchange，TPE）可通过清除血浆中的大分子物质，而去除重症系统性红斑狼疮患者体内大量自身抗体、免疫复合物及其他致病因子，减轻免疫反应，使患者病情得到缓解。

美国血浆置换协会指南指出，血浆置换可作为重症系统性红斑狼疮的二线治疗方案使用。在一些临床报道中，血浆置换多应用于 SLE 合并血栓性血小板减少性紫癜、重症肌无力、神经精神狼疮等。然而目前无强有力的循证医学证据表明血浆置换的疗效，故仍需要大量临床数据进一步证实及评价其治疗效果。

病例点评

本例患者年轻但病情复杂，疾病进展快，危及生命而进 ICU 抢救，属于重症系统性红斑狼疮。狼疮可累及多系统，尤其重症患者，需要肾内科、神经内科、心内科、呼吸科、血液科等多科室的协作，更需要 ICU 的鼎力支持。本例患者在多科室的配合下，成功抢救，后续病情持续稳定。针对该患者我们采用了激素冲击治疗、丙种球蛋白冲击治疗、免疫抑制剂治疗联合血浆置换，效果显著。大剂量糖皮质激素及免疫抑制剂的应用会带来一系列的不良反应，及时应用血浆置换治疗可以迅速清除血浆中的致病因子，为激素及免疫抑制剂治疗争取时间，同时可减少激素及免疫抑制剂的用量，较大程度地减少或避免不良反应。

参考文献

Schwartz J, Winters J L, Padmanabhan A, et al. Guidelines on the use of therapeutic apheresis in clinical practice – evidence – based approach from the Writing Committee of the American Society for Apheresis：the sixth special issue . J Clin Apher，2013，28（3）：145 – 284.

014
久治不愈的脊髓炎 –
神经白塞病

病历摘要

患者，男性，24 岁。

主诉：间断双下肢无力伴反复阴囊、口腔溃疡 1 年。

现病史：1 年前患者受凉后出现双下肢无力感，右侧为甚，伴双膝关节僵硬，并逐渐不能自主站立及行走，伴双足麻木，伴尿潴留，自觉双眼视物成双，视力下降，同时有阴囊溃疡，大小约 1.2cm×1.2cm，就诊于北京某医院予导尿及外用药涂抹于阴囊后可自主排尿，阴囊溃疡愈合。

9 个月前于北京某医院进一步就诊，完善血、尿、便常规、血沉、生化、DIC、免疫球蛋白、补体、抗中性粒细胞胞质抗体（ANCA）、抗心磷脂抗体、甲状腺系列、肿瘤标志物未见异常，完善头颅 MRI 考虑脑干异常信号（图37），胸椎 MRI 提示胸椎椎体水平脊髓内可见条片状稍长 T2 信号，边界欠清，增强后局部可见点条状强化，考虑诊断为"长节段脊髓炎，海绵状血管瘤"，予甲钴胺，维生素 B_1 及醒脑静营养神经后患者双下肢无力及麻木好转出院，入院期间患者再次出现阴囊溃疡，同时出现舌面、下唇多发口腔溃疡，予对症治疗后愈合。

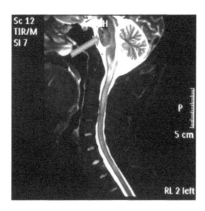

图37　头颅 MRI 脑干异常信号，桥脑异常低信号

8 个月前患者再次出现双下肢无力，左侧为著，伴行动不便，吐字不清，饮水呛咳，伴头痛，再次就诊于某医院查头颅 MR 提示右侧丘脑及脑干异常信号，炎性脱髓鞘可能大，鼻窦炎。1 周后于黄冈市某医院住院治疗，考虑"脱髓鞘病变"，予甲泼尼龙冲击及营养神经等治疗后患者症状较前好转，可正常活动，后激素逐渐减量。

4 个月前泼尼松减量至 5mg/d 后患者出现左眼视物重影，视物不清，伴左侧口角轻微歪斜，再次就诊于黄冈市中心医院查头颅 MR 提示脑干异常信号（图38），考虑"脱髓鞘病变"较前进展，桥脑多见低信号，考虑为微出血灶；筛窦炎。拟诊"视物重影待查：多发性硬化?"，再次予甲泼尼龙冲击及营养神经治疗，症状稍有好转，出院后继续口服泼尼松治疗。

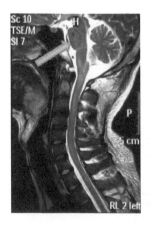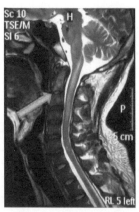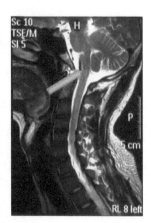

图 38　头颅核磁

注：脑干异常信号，桥脑多发斑片状短 T2 信号，延髓稍肿胀，延髓及颈髓内见条片状长 T1、长 T2 信号，边界欠清。炎性脱髓鞘可能大

　　3 个月前患者逐渐出现头面部、后颈部、胸前及后背部少量痤疮样皮疹（图 39），表覆脓点，伴瘙痒，无疼痛，未予特殊重视，继续按减量要求口服泼尼松。

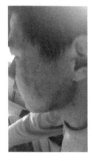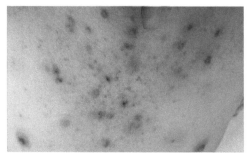

图 39　痤疮样皮疹

　　10 天前患者头颈部、胸背部皮疹逐渐增多，呈片状痤疮样皮疹，并再次出现阴囊溃疡，大小约 0.5cm×0.5cm，同时出现右侧肢体及躯干部麻木，发凉，脚踩棉花感，行走后向右侧偏斜，就诊于某医院查颈椎核磁示延髓 – C3 水平髓内异常信号，冠状位可见右侧脊膜旁点状强化影，诊断：脱髓鞘病变，神经白塞病不除外。为进一步治疗收入院。

笔记

体格检查：神志清楚，自主体位。头面部、后颈部、胸部及背部可见痤疮样皮疹，表覆脓点，部分融合成片及结痂，伴瘙痒。全身浅表淋巴结未触及肿大。双肺呼吸音粗，未闻及干、湿性啰音，未及胸膜摩擦音。心律齐，各瓣膜听诊区未及病理性杂音。腹软、无压痛。双下肢无水肿。四肢肌力 5 级，颈软，无抵抗，双 Babinski 征（ – ），双 Kerning 征（ – ），双 Brudzinki 征（ – ）。针刺反应阳性（图 40）。

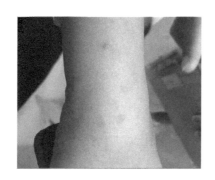

图 40 针刺反应阳性

辅助检查：

血常规：白细胞（WBC）7.10 × 10⁹/L，中性粒细胞百分比（GR%）76.1%，血红蛋白（HGB）143g/L，血小板（PLT）291 × 10⁹/L。

血生化：肝功、肾功正常。

尿常规未见异常。

血沉（ESR）16mm/h。

乙肝、梅毒、艾滋未见异常。

DIC 初筛：PT（s）13.20s，PT（A）74.10%，APTT 35.20s。

肿瘤标志物未见异常。

免疫化验：ANA、ENA、ANCA、APF、AKA 未见异常，抗心磷脂抗体阴性。

结核感染 T 阴性。

腹部 B 超：肝内多发点状强回声，首先考虑钙化灶。

腹部 CT：1. 肝 S7、S8 见多发点状钙化灶；2. 胃窦黏膜下水肿；3. 腹部其他实质脏器未见明确异常。

胸部平扫 + 增强 CT：左上肺炎可能。

胃镜：慢性浅表性胃炎。

结肠镜：未见异常。

诊断：神经白塞病。

治疗方案：（1）甲泼尼龙片 16mg，每日 1 次，口服。

（2）环磷酰胺片 100mg，每日 1 次，口服。

（3）腺苷钴胺注射液 1.5mg，每日 1 次，肌内注射。

（4）维生素 B_1 片 10mg，每日 3 次，口服。

随访：皮肤损害消失，未再出现肢体感觉异常、运动障碍等神经系统病变表现。

病例分析

患者青年男性，以反复双下肢无力，伴行走不协调为首发表现，病程中出现视物模糊，视物重影，神经影像学有相应改变，故外院多次诊断为脊髓炎、多发性硬化等神经系统疾病。应用营养神经治疗无效，应用激素治疗后病情反复。病程中出现有头颈部及胸背部痤疮样皮疹，口腔、外阴多发溃疡，均被忽略（图41）。患者有典型的复发性口腔溃疡、复发性外阴溃疡，有皮肤损害，皮肤针刺反应阳性，诊断白塞病明确。明确诊断后应用激素及免疫抑制剂口服后，症状明显缓解。神经系统相关临床表现均未再出现。

笔记

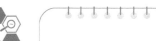

　　神经白塞病的病理类型为血管周围炎，主要病理改变为小静脉及毛细血管周围单核细胞套袖样浸润，小动脉很少累及，血管内皮细胞及纤维素样坏死少见。治疗上，首选糖皮质激素。对糖皮质激素治疗欠佳、复发型神经白塞病、多系统受累的患者可应用免疫抑制剂，其中硫唑嘌呤为首选。也可应用霉酚酸酯、环磷酰胺、甲氨蝶呤，但不建议应用环孢素。环孢素的神经毒性可增加神经白塞病的发生率。在上述治疗失败或疗效欠佳时，可应用英夫利昔单抗、阿达木单抗等抗肿瘤坏死因子单克隆抗体治疗。

2015.7脊髓炎	2015.9脱髓鞘病变	2016.1多发性硬化	2016.4神经白塞病
双下肢无力，双足僵硬麻木不能站立、行走；双眼视物成双，视力下降。	双下肢无力，行动不便，吐字不清，饮水呛咳；头疼。	左眼视物重影，视物不清，左侧口角轻微歪斜。	右侧肢体及躯干感觉异常，行走向右侧偏斜；恶心、呕吐胃内容物。
阴囊溃疡，1.2cm×1.2cm，触痛。	舌面、下唇多发口腔溃疡；阴囊溃疡，大小约0.8cm×0.8cm。	针刺试验阳性	头颈部、胸背部皮疹逐渐增多，呈片状痤疮样；阴囊溃疡，大小约0.8cm×0.8cm。

图 41　患者临床表现

🏥 病例点评

　　患者因下肢无力、肢体麻木、视物模糊、饮水呛咳、吐字不清等症状反复就诊于神经内科，貌似神经系统疾病。虽然激素治疗有效，但减量后复发。在病程中出现反复阴囊溃疡、口腔溃疡，但均未予重视，直至核磁提示神经白塞病不除外，才就诊于风湿免疫科。此患者就诊风湿科后考虑目前神经系统症状并不严重，但激素减量后病情就反复，因此给予中等量激素同时联合应用免疫抑制剂控制病情，防止复发，收到了较好的效果。该病例提示我们要重视

患者的每一个临床表现，不放弃一点可能的线索，直至追溯到引起
疾病的根本原因。

参考文献

Kalra S, Silman A, Akman – Demir G, et al. Diagnosis and management of Neuro – Behcet's disease: international consensus recommendations. J Neurol, 2014, 261 (9): 1662 – 1676.

015
发热－血管杂音－大动脉炎

患者，女性，27岁。

主诉： 间断发热5个月，加重1个月。

现病史： 5个月前无诱因出现发热，体温波动在37.2～38.2℃，每日下午体温升高，伴左侧上肢酸痛，无畏寒，无咳嗽、咳痰，完善肺部CT示：右肺下叶后基底段病灶，右肺中下叶多发索条，考虑慢性炎症，右侧胸膜增厚。予中药治疗后症状无缓解，后就诊于北京某医院，查PCT 0.55ng/ml，考虑感染可能性大，予莫西沙星抗感染、中药对症支持治疗，症状缓解后出院。1个月前患者再次出现发热，体温波动在37.8～38.6℃。每日下午及傍晚体温升高，无畏寒、寒战，服用对乙酰氨基酚后体温可降至正常，伴

笔记

盗汗，伴咳嗽、咳痰，无咯血，无胸闷、气短，无腹痛、腹泻，无尿频、尿急，无头晕、头痛，无晕厥、偏瘫，无口干、眼干，无皮疹、脱发、光过敏，无关节疼痛、活动障碍，无肢体麻木疼痛、活动不利，就诊于我院感染科，予拉氧头孢钠抗感染治疗，体温高峰控制 37.5℃，完善甲状腺彩超时发现：甲状腺未见明确占位，双侧颈总动脉内中膜增厚，不除外多发性大动脉炎。现为求进一步诊治收入我科。

既往史：银屑病史 10 年余，现未使用药物治疗；1 年前行剖宫产术。

体格检查：血压（右上肢）140/68mmHg，血压（左上肢）124/60mmHg，神清，无颈静脉充盈，左侧颈动脉、左侧锁骨下动脉可闻及收缩期杂音。双肺呼吸音清，未闻及干、湿性啰音及胸膜摩擦音。心率 105 次/分，律齐，心音正常，未闻及额外心音，各瓣膜听诊区未闻及心脏杂音，未闻及心包摩擦音。左侧桡动脉搏动减弱，右侧桡动脉搏动正常，双侧足背动脉搏动正常。腹部平坦，腹软，无压痛、反跳痛、肌紧张，未触及包块，肝、脾未触及，Murphy 氏征阴性，移动性浊音阴性，肠鸣音正常，4 次/分。腹主动脉、双侧肾动脉、双侧髂动脉未闻及血管杂音。双下肢无水肿。

辅助检查：

血常规：白细胞（WBC）8.49 × 10⁹/L，中性粒细胞百分比（GR%）56.9%，红细胞（RBC）4.10 × 10¹²/L，血红蛋白（HGB）102g/L，血小板（PLT）619 × 10⁹/L。

血沉（ESR）：95mm/h。

C 反应蛋白（CRP）：62mg/L。

尿常规、血生化无异常。

感染相关化验：肺炎支原体抗体测定：1∶160 阳性。痰涂片及染色、降钙素原检测、内毒素测定、艾梅乙丙感染项目、衣原体抗体测定、嗜肺军团菌血清学分型 1～15 型、病毒七项、结核杆菌抗体试验、痰找结核菌、尿沉渣找结核菌、真菌（1，3）- β - D - 葡聚糖检测、痰培养均阴性。

免疫化验：ANA 抗体谱、抗中性粒细胞胞质抗体谱、抗 ENA 抗体均阴性。血清 IgG 亚类测定正常。抗链 "O"，RF 正常。

胸部 CT 平扫示：1. 右肺上叶微结节；2. 右肺下叶磨玻璃影，炎症可能；3. 右肺索条影，陈旧病变可能。

超声心动图示：各房室内径正常，左室射血分数正常，各瓣膜无异常，室壁不厚，室壁运动协调；彩色多普勒：各瓣膜无异常血流流束。

腹部超声示：肝、胆、胰、脾、肾未见明显异常。

PET/CT 结果：1. 部分升主动脉、主动脉弓、胸主动脉、头臂干、右侧颈总动脉、左颈总动脉及左锁骨下动脉血管管壁 FDG 代谢弥漫增高（图 42），同机 CT 见部分管壁增厚，首先考虑多发性大动脉炎（广泛型），建议治疗后复查 PET/CT；2. 回盲部似可见稍高密度结节影，FDG 代谢增高，首先考虑肠道蠕动所致，建议动态观察或必要时完善肠镜检查；右侧肾上腺外侧肢可疑稍增粗，未见 FDG 代谢异常，建议动态观察；3. 右侧附件区 FDG 代谢增高灶，考虑生理性摄取可能；子宫腔内 FDG 代谢增高，考虑生理性摄取；以上建议动态观察或必要时完善妇科超声检查。4. 右肺上叶尖段结节，未见 FDG 代谢异常，建议动态观察；右肺多发索条，未见 FDG 代谢异常，考虑炎性病变，较本院 2018 年 3 月 8 日胸部 CT 稍好转，建议动态观察；纵隔内多发小淋巴结，部分 FDG 代谢增高，考虑炎性摄取，建议动态观察；5. 颈部多发小淋巴结，部分 FDG 代谢增高，考虑炎性反应性摄取，建议动态观察；6. 余躯干及脑部 PET/CT 检查未见明显异常代谢征象，建议动态观察。

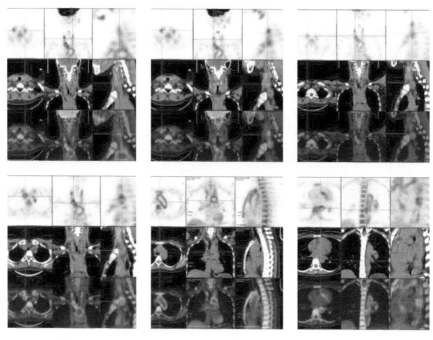

图 42　PET/CT 示部分动脉血管管壁 FDG 代谢弥漫增高

主动脉 CTA：头臂干、左颈总动脉及左锁骨下动脉、主动脉弓及胸主动脉管壁环形增厚（图 43、图 44），符合动脉炎 CT 表现；肺动脉双侧分支部分管壁似稍厚，请结合临床；纵隔稍大淋巴结，建议动态观察。

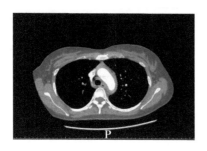
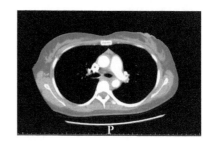

图 43　主动脉弓管壁增厚　　　　图 44　胸主动脉管壁增厚

头颈部CTA：1. 主动脉弓、头臂干、双侧颈总动脉下段、双侧锁骨下动脉起始处管壁环形增厚,管腔狭窄及部分扩张(图45),符合大动脉炎表现,请结合病史及专科检查。2. 左侧椎动脉纤细,考虑先天发育所致。

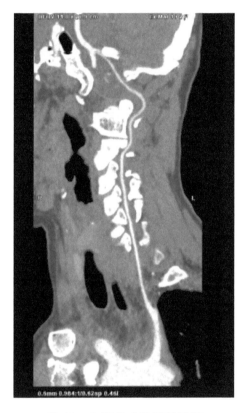

图45　左颈总动脉管壁增厚

最终诊断：大动脉炎(广泛型),肺部感染,贫血(轻度),血小板增多,银屑病,剖宫产术后。

治疗方案：甲强龙40mg静脉滴注,每日1次,联合环磷酰胺0.6g,静脉滴注,每2周一次。

随访：治疗后患者体温恢复正常,1个月后复查CRP 1.02mg/dL。治疗后半年随访血沉结果如下(图46),炎性指标控制较好。

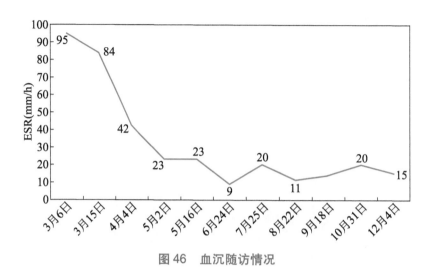

图 46 血沉随访情况

病例分析

患者青年女性,慢性病程,间断发热 5 个月,伴盗汗,查体双上肢收缩压相差 16mmHg,左侧颈动脉、左侧锁骨下动脉可闻及收缩期杂音。左侧桡动脉搏动减弱。实验室检查血沉、C 反应蛋白等炎症指标升高,颈部彩超时发现双侧颈总动脉内中膜增厚。进一步行 PET/CT 示升主动脉、主动脉弓、胸主动脉、头臂干、双侧颈总动脉及双侧锁骨下动脉血管管壁 FDG 代谢弥漫增高,动脉 CTA 可见主动脉管壁增厚,管腔狭窄及部分扩张。故大动脉炎(广泛型)诊断明确。在积极应用激素治疗后,患者体温降至正常,炎症指标迅速下降,达到疾病缓解。

大动脉炎(takayasu arteritis,TA)是指主动脉及其主要分支的慢行进行性、非特异性炎性疾病。病变多见于主动脉弓及其分支,其病理基础为全层动脉炎。由于血管内膜增厚,导致管腔狭窄或闭塞,少数患者因炎症破坏动脉壁中层,弹力纤维及平滑肌纤维坏死,而致动脉扩张、假性动脉瘤或夹层动脉瘤。TA 的诊断手段随着近些年影像学技术的飞速发展,超声、MRI、CT 及正电子发射断层成像(PET)等无创、敏感、快捷的技术已经逐渐替代了有创性的动脉活检技术和微创性的血管造影检查。2018 年《欧洲抗风湿病联盟关于影像学技术在大血管炎临床实践中的应用推荐》中指出,传统的血管造影已不推荐用于巨细胞动脉炎或大动脉炎的诊断。对疑诊大动脉炎的患者应首选 MRI 作为评价血管壁炎症和(或)腔内病变的影像学手段。PET、CT 和超声可作为疑诊大动脉炎患者的替代影像学检查手段。

在本例中,我们主要依靠 PET/CT 明确了大动脉炎的诊断。据统计,PET/CT 诊断 TA 的敏感性为 92% ,特异性为 100% 。故 PET/CT 可用于 TA 的早期诊断手段,并有效评估疾病活动度。

病例点评

本例是一例年轻发热待查女性,因为伴随症状比较少,发热原因首先考虑感染,但抗感染治疗不能缓解病情时,应考虑到风湿免疫病的可能,即使是免疫相关化验 ANA、ENA、ANCA、RF、Ig 等指标均正常也不能排除。本例是在做甲状腺超声时发现颈动脉异常,进一步检查确定为大动脉炎。大动脉炎并不是常见病,在继发性高血压的鉴别诊断里常常提到,但以发热为首要表现的并不多。本例提示我们仔细的体格检查不能被忽略,针对本例患者,血压的对称性测量,动脉搏动的触诊,血管杂音的听诊都会为我们提供线索,作为内科医生不能忽略基本功的训练。

参考文献

1. Dejaco C,Ramiro S,Duftner C,et al. EULAR recommendations for the use of imaging

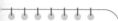

in large vesselvasculitis in clinical practice. Ann Rheum Dis, 2018, 77 (5): 636 – 643.

2. Andor W. J. M. Glaudemans, Erik F. J. de Vries, Filippo Galli, et al. The use of (18) F – FDG – PET/CT for diagnosis and treatment monitoring of inflammatory and infectious diseases. Clini Dev Immunol, 2013, 2013: 623036.

016 灾难性抗磷脂抗体综合征

灾难性抗磷脂抗体综合征

病历摘要

患者，女性，49 岁。

2013 年患者无明显诱因出现双足及踝部皮肤紫癜样皮疹，压之不褪色，左右对称，劳累时加重、休息可缓解，伴间断低热，体温 37.5℃左右，就诊于某医院，查尿常规示尿 pro（＋＋），余不详，自诉诊断为过敏性紫癜，予口服脱敏药、维生素 C 治疗，皮疹逐渐消退，体温恢复正常。

2015 年 11 月患者劳累后出现间断发热，最高体温 39.6℃，以午后及夜间为重，伴畏寒、无寒战，自服退热药后体温可降至 37 ~ 38℃。再次出现双下肢紫癜样皮疹，压之不褪色，对称分布。同时伴全身多关节肿痛、活动受限，累及双侧近端指间关节、双腕关

笔记

103

节、双肘关节、双肩关节。尿中泡沫增多。遂再次就诊某医院，查24 小时尿蛋白定量 0.86g，血沉 25mm/h，抗 SSA 抗体（＋＋＋），抗核糖体抗体（＋＋），抗组蛋白抗体（＋），诊断为结缔组织病，予泼尼松 30mg，每日 1 次，硫酸羟氯喹 0.2g，每日 2 次，吗替麦考酚酯 0.75g，每日 2 次口服治疗。服药 1 周后患者逐渐出现双眼睑、颊部、前胸、四肢多发充血性皮疹、水疱，消退时伴表面皮肤脱屑，自觉与硫酸羟氯喹、吗替麦考酚酯有关，遂自行停服，调整治疗方案为甲泼尼龙 20mg，每 12 小时一次，单药口服治疗。患者体温降至正常，皮疹消退，关节肿痛缓解，激素逐渐减量。

2016 年 4 月甲泼尼龙减量至 20mg 每日 1 次后，再次出现发热、关节痛，性质同前，伴咽痛，无皮疹、咳嗽、咳痰。2016 年 5 月患者就诊于我院，查 WBC 21.93 × 10⁹/L；肝功能：ALT 117U/L，AST 167.0U/L；炎症指标：ESR 29mm/h，CRP 37.4mg/L；铁蛋白：17 270.00ng/ml，ANA 1∶80（斑点型）、ENA、RF 阴性。诊断结缔组织病，予甲强龙 40mg、环磷酰胺和保肝治疗，患者体温逐渐降至正常，复查转氨酶、铁蛋白较前好转。将激素改为甲泼尼龙 20mg，每 12 小时一次口服，此后逐渐减量，期间曾用环磷酰胺 0.6g，每两周一次，患者因脱发明显不愿再用，也曾加用硫唑嘌呤 100mg，每日 1 次口服，因胃肠道反应停服。

2016 年 10 月初患者口服甲泼尼龙 16mg 每日 1 次时再次出现高热，伴咽痛、口腔多发溃疡、咳嗽、咳白痰，伴双手近端指间关节、双膝关节对称性肿痛，伴晨僵 30 分钟，无关节畸形，伴颈部、前胸 V 字区充血性皮疹，压之可褪色。查铁蛋白：1144.10ng/ml，肝功能：ALT 144U/L，AST 114.9U/L，调整甲泼尼龙 12mg，每日2 次治疗，患者发热、关节痛缓解，皮疹消退。1 个月后复查铁蛋白降至 486.6ng/ml。

2017 年 1 月患者无明显诱因出现皮肤和巩膜黄染，无腹痛、发热等，于肝病科住院查 ANA 1∶80（斑点型）、ENA 阴性，补体 C₃ 74.70mg/dl，肝功能：ALT 455U/L、AST 1036.7U/L、ALP 273U/L、GGT 620U/L、T‐BIL 165.6μmol/L、D‐BIL 107.1μmol/L，完善腹部核磁：慢性肝损伤，肝肿胀、水肿改变，胆囊浆膜下水肿；腹腔积液、双侧少量胸腔积液、腹壁皮下水肿。茵栀黄退黄，复方甘草酸苷、还原型谷胱甘肽保肝，补充白蛋白消肿等治疗，转氨酶及胆红素逐渐下降。当时激素予口服甲泼尼龙 4mg，每日 1 次，未作调整。2017 年 1 月 9 日无明显诱因出现持续高热，伴畏寒、咽痛、口腔多发溃疡、咳嗽、咳白黏痰、头面部及前胸充血性皮疹，体温达 39.0～41.0℃，急查血常规＋C 反应蛋白：WBC 1.50×10⁹/L，GR 0.10×10⁹/L，HGB 108g/L，CRP 5mg/L，PLT 253×10⁹/L，PCT 0.43ng/ml，血沉：8mm/h，完善 PET/CT 未提示全身各系统肿瘤，未提示淋巴瘤等血液系统肿瘤，骨髓活检：未发现异常表型淋巴细胞聚集群，粒单细胞与有核红细胞难以检测到；予亚胺培南、氟康唑抗感染，重组人粒细胞刺激因子升白细胞、丙种球蛋白 10g 静脉滴注，每日 1 次×5 天。2017 年 1 月 14 日患者住院期间突然出现左上肢无力不能自主抬起，头颅核磁提示：右侧额顶叶急性脑梗死（图 47），左侧额叶腔梗不除外，神经内科会诊后加用金纳多、阿托伐他汀钙、硫酸氢氯吡格雷治疗，左上肢肌力逐渐恢复。

2017 年 1 月 18 日因持续发热抗感染治疗无效，考虑与风湿病相关，转入风湿科治疗。调整激素用量，甲强龙 40mg 每 12 小时一次×3 天→20mg 每 12 小时一次治疗，患者体温正常。曾建议患者加用环磷酰胺治疗，患者拒绝。化验回报抗心磷脂抗体阴性，β2‐糖蛋白Ⅰ抗体阳性，定量 70RU/ml，抗磷脂酰丝氨酸抗体阴性，诊断为抗磷脂综合征，患者急性脑梗死与抗磷脂综合征有关，予低分

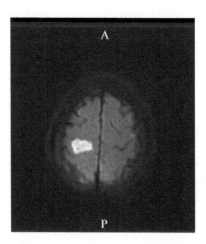

图 47　右侧额顶叶急性脑梗死

子肝素抗凝治疗。2017 年 1 月 24 日下午突然出现上腹痛，先后排黑稀便 3 次，量分别为 500ml、50ml、100ml，监测血色素 95 - 79 - 67g/L，完善胃肠镜：食管下段前壁可见一溃疡，其中无苔，未见新鲜出血；贲门可见散在红斑，覆白苔；胃内未见咖啡样物质，糜烂性胃炎；结肠多发息肉（山田Ⅰ型），肛柱多发静脉瘤，触之易出血，内痔？予停用抗血小板药及低分子肝素，禁食水、补液、抑酸、止血，未再排黑便。2017 年 1 月 25 日行腹盆增强 CT（图 48）示：1. 双肾多发楔形低密度，考虑肾梗死可能大；双肾片状低强化区，考虑缺血性改变；2. 腹盆腔少量积液；3. 腹壁皮下软组织条索影，考虑水肿。2017 年 1 月 30 日凌晨患者突发右侧腰痛伴肉眼血尿，复查腹部 CT（图 49）示：1. 双肾密度欠均匀，考虑梗死所致；2. 右肾增大，肾内及肾周楔形及环状高密度影，考虑出血可能；3. 膀胱内混杂密度，考虑膀胱内血肿及积气可能；4. 右肾盂及双侧输尿管扩张积水，膀胱内血肿堵塞所致？5. 腹盆腔少量积液，较前进展。考虑存在右肾出血，请介入科行局麻下动脉造影术：腹腔干、肠系膜上动脉、右肾动脉造影未见血管异常，右肾梗死，右肾被膜下血肿，因没有发现活动性出血灶未予特殊处理。予

持续膀胱冲洗，尿色由红色逐渐转为清亮，右侧腰痛缓解。2017 年
2 月 5 日患者突发左侧腰痛，复查腹盆 CT 示：1. 双肾形态密度异常，
较前进展，左侧为著（图 50），双肾梗死伴出血？左肾包膜下血肿及
左肾周积血可能大，双肾周渗出较前增多；2. 原膀胱内异常密度灶
已消失，右肾盂稍宽，较前减轻；3. 腹盆腔积液，较前增多。请泌
尿科会诊，患者双肾梗死伴双肾出血，手术干预只能切除肾脏，建议
保守治疗，控制原发病，监测出血情况及肾功能变化。原发病方面继
续用甲强龙 20mg 静脉滴注，每 12 小时一次，同时用丙种球蛋白 20g
静脉滴注，每日 1 次，冲击治疗 5 天，积极对症治疗。监测血色素稳
定，肌酐短期升高但随后降至正常，腰痛逐渐缓解，肉眼血尿逐渐消
失。2017 年 2 月 16 日复查血常规：白细胞（WBC）10.00 × 10^9/L，
血红蛋白（HGB）109g/L，血小板（PLT）124 × 10^9/L。血生化：肌
酐（Cr）105.2μmol/L，尿素氮（Urea）10.55mmol/L，白蛋白
（ALB）26.0g/L，谷草转氨酶（AST）20.7U/L，谷丙转氨酶（ALT）
11U/L，钾（K）3.71mmol/L。

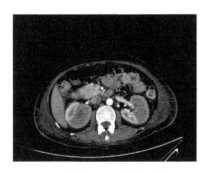

图 48 腹部 CT 双肾多发梗死

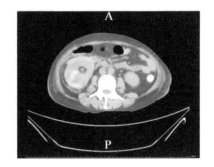

图 49 腹部 CT 右肾增大，
右肾梗死并出血

　　随访：3 个月后复查腹部 CT（图 51）：1. 双肾体积较前减小，
肾内高密度影较前明显减少，肾周渗出较前明显减少；2. 余大致
同前。

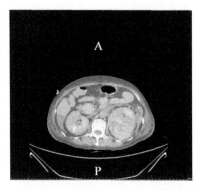

图 50　腹部 CT 左肾增大，
左肾梗死并出血

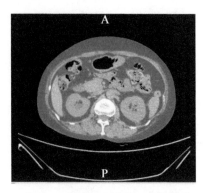

图 51　腹部 CT 双肾低密度灶
较前明显减少

6 个月后复查相关指标：血常规：白细胞（WBC）$5.40 \times 10^9/L$，红细胞（RBC）$3.87 \times 10^{12}/L$，血小板（PLT）$212 \times 10^9/L$，血红蛋白（HGB）134g/L。尿常规：蛋白质（PRO）（+ −），尿潜血（BLD）（−）。血生化：白蛋白（ALB）37.8g/L，Cr 80.3μmol/L，ALT 21U/L。ANA + 1∶80（斑点型）。ESR 20mm/h。复查头颅核磁（图52）：与 2017 年 1 月 16 日 MRI 比较：1. 右侧额顶叶异常信号，较前范围减小，中心 T1WI 稍高信号及周边低信号环为新出现，考虑陈旧出血含铁血黄素沉积合并胶质增生可能，请结合临床建议复查；2. 原双侧乳突炎，此次未见显示；3. 右侧侧脑室脑白质脱髓鞘改变；4. 脑干区、双侧海马区多发斑点状脑脊液信号，大致同前，考虑扩大的血管间隙。

1 年后复查腹部 CT（图53）：1. 双肾体积恢复正常，双肾未见低密度灶，肾周渗出已吸收；2. 右肾钙化灶较前新出现，左肾小囊肿。

最终诊断：灾难性抗磷脂综合征，急性脑梗死，双肾梗死伴出血，消化道出血，结缔组织病，系统性红斑狼疮可能性大，食道溃疡，糜烂性胃炎，结肠息肉，白细胞减少，贫血，肝损伤。

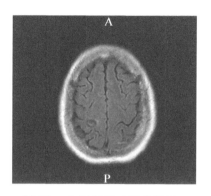

图 52 右侧额顶叶异常信号，
较前范围减小

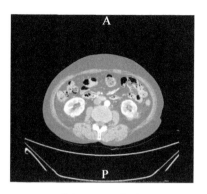

图 53 腹部 CT 双肾恢复正常，
肾周渗出吸收

病例分析

患者中年女性，慢性病程，病程之初以反复皮疹、发热、关节痛为主，曾于某医院化验抗 SSA 抗体（+++），抗核糖体抗体（++），抗组蛋白抗体（+），但在我院就诊后多次化验 ANA 1 : 80，余抗体均阴性，故诊断为结缔组织病，临床过程很像成人 Still 病，每次发热伴随关节痛及皮疹，血清铁蛋白明显升高，用激素治疗有效，但减量后有复发。病程后期以明显的肝损伤首发，继之出现粒细胞缺乏，急性脑梗死，急性肾梗死，抗 β2 - GP I 抗体阳性，综合考虑患者存在抗磷脂抗体综合征（antiphospholipid syndrome，APS），APS 患者中表现为短期内进行性广泛血栓形成，造成多器官功能衰竭甚至死亡的，为恶性抗磷脂抗体综合征（catastrophic antiphospholipid syndrome，cAPS）。根据 2006 年关于 APS 分类修订标准，患者可明确诊断为患者短期之内多部位血栓危及生命，故考虑为 cAPS。结缔组织病方面多脏器受损，虽然没有标定抗体出现，但考虑系统性红斑狼疮病的可能性大。

cAPS 临床罕见，仅见于不到 1% 的 APS 患者。59% 的 cAPS 患

笔记

者既往有 APS，其中 26.9% 继发于系统性红斑狼疮。cAPS 最常见的受累器官为肾脏，约 73% 的患者会出现肾脏受累。其次为肺（58.9%）和中枢神经系统（55.9%），心脏受累（49.7%）及皮肤受累（42.3%）也较为常见。对于 cAPS 的诊断，根据 2002 年的分类标准：（1）3 个以上器官、系统受累；（2）同时多系统受累或相继在 1 周以内出现；（3）病理证实小血管内血栓形成；（4）抗磷脂抗体阳性（狼疮抗凝物、抗心磷脂抗体间隔 6 周以上两次阳性）。

APS 的病理基础为体内凝血及纤溶系统的异常引起血管内血栓形成。对于预防血栓形成的治疗，一般为联合应用小剂量阿司匹林、他汀类药物和血管紧张素转换酶抑制剂（ACEI），可以明显降低血管内皮活化。对于急性血栓性微血管病的治疗，急性期可行取栓术或溶栓治疗。在未明确诊断的情况下可行滤器放置，以防止栓子脱落致重要器官梗死。

病例点评

本例患者病情复杂，尤其是病程后期病情变化快，病情发展重，在激素及免疫抑制剂治疗过程中仍突发脑梗死、肾梗死，病情凶险，最后经过激素及静脉丙种球蛋白冲击治疗及积极的支持对症治疗，转危为安。此例提示我们在临床工作中，遇到血管内血栓形成致器官栓塞时，应考虑抗磷脂综合征可能，尤其是病情凶险的恶性抗磷脂综合征，要及时进行相关实验室检查，避免漏诊。在明确诊断后，应抓住时机积极应用激素及抗凝治疗，必要时进行介入及外科治疗，避免出现严重并发症甚至器官衰竭导致患者死亡。

笔记

参考文献

Cervera R，Rodríguez‐Pintó I，Colafrancesco S，et al. 14th International Congress on Antiphospholipid Antibodies Task Force Report on Catastrophic Antiphospholipid Syndrome. Autoimmune Rev，2014，13（7）：699－707.

017

精神分裂－面部皮疹－神经精神狼疮

病历摘要

患者，女性，19岁。

主诉： 精神异常6个月，面部红斑1个月余，多关节痛2天。

现病史： 6个月前无明显诱因出现幻觉、被害妄想、夜不能寐，就诊于某医院，诊断为青春期精神分裂症，入院治疗，予口服精神类药物（具体不详），症状缓解。1个月前无明显诱因出现双眼睑浮肿，伴眼干，长时间用眼后出现眼部干涩、疼痛，休息后眼部干涩、疼痛症状可缓解，眼部浮肿呈进行性加重，颜面部出现红斑、皮疹，高出皮面，伴脱屑，偶有痒感。偶有恶心，无呕吐，无尿频、尿急、尿痛，无发热，无口腔溃疡，无咳嗽咳痰，无心悸胸闷等，就诊于当地医院，完善检查提示尿蛋白（＋），转氨酶轻度升高。8天前患者为求进一步诊治就诊于我科门诊，完善相关检查，ANA＋1∶640（均质型、斑点型），ANA＋1∶80（胞质型），dsDNA＋1∶5，dsDNA酶免法499.11IU/ml，抗核糖体抗体阳性，补体$C_3$40.8mg/dl，补体$C_4$2.72mg/dl，ESR、RF、CRP正常，生化：ALT 73U/L，AST 73U/L，TBIL 9.27μmol/L，DBIL 1.37μmol/L，CHOL 5.36mmol/L。2天前无明显诱因出现双侧拇指关节、腕关节疼痛，无红肿，无晨僵，现为进一步诊治入院。

体格检查：体温36.5℃，脉搏82次/分，呼吸19次/分，血压108/83mmHg。发育正常，营养良好，皮肤黏膜无黄染，无出血点、蜘蛛痣。颜面部可见红色斑片状皮疹（图54），触之与皮面平齐，有少许脱屑，全身浅表淋巴结未触及肿大。双眼睑水肿，双眼结膜充血，角膜透亮，直接、间接对光反射存在。双肺呼吸音正常，未闻及干、湿性啰音及胸膜摩擦音。心率82次/分，律齐，心音正常，$A_2＝P_2$，各瓣膜听诊区未闻及心脏杂音。腹平软，无压痛、反跳痛、肌紧张，未触及包块。肠鸣音正常。四肢关节无红肿、压痛，关节活动正常。双下肢无水肿。四肢肌力、肌张力正常。双侧Babinski征阴性，Kernig征阴性，Brudzinski征阴性。

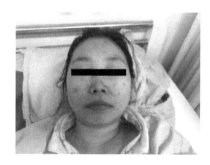

图54　面部皮疹

辅助检查：

血常规：白细胞（WBC）$1.98×10^9$/L，血红蛋白（HGB）

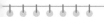

121g/L，血小板（PLT）129×10^9/L，中性粒细胞绝对值（GR）1.03×10^9/L。

血生化：ALT 85U/L，AST 72.7U/L，Cr 50.8μmol/L。

抗核抗体谱（间接免疫荧光法）：ANA +1：320（均质型、斑点型），ANA +1：80（胞质型），dsDNA +1：5，抗核糖体抗体阳性，dsDNA 酶免法 475.04IU/ml。

ENA 抗体（免疫印迹法）：抗核糖体抗体阳性 + 15，16.5，38KD。

补体：C_3 46.7mg/dl，C_4 2.25mg/dl。

ESR：22mm/h，CRP：0.17mg/L。

尿常规：蛋白（－）、潜血（－）。

尿蛋白四项：AlbU 14.70mg/dl，A1 - MU 1.52mg/dl，Trfu 0.57mg/dl，IgGU 2.97mg/dl。

24 小时尿蛋白定量：0.15g。

胸部 CT：肺部未见明显异常，双侧腋窝多发淋巴结。

超声心动图：各房室内径正常，左室射血分数正常，各瓣膜无异常，室壁不厚，室壁运动协调。肺动脉内径正常。三尖瓣轻度反流。

肾动态显像：左肾功能正常，右肾功能正常，右侧输尿管痉挛可能。双肾 GFR（ml/min）：左侧 55.6；右侧：45.9。

诊断：系统性红斑狼疮，神经精神性狼疮，白细胞减少，肝功能异常，高胆固醇血症。

治疗方案：甲强龙 40mg 静脉滴注，每日 1 次。

环磷酰胺 0.6g 静脉滴注，每 2 周一次。

硫酸羟氯喹 200mg，每日 2 次，口服。

随访：治疗 1 周后复查血常规：白细胞（WBC）3.36×10^9/L，

血红蛋白（HGB）124g/L，血小板（PLT）174×10⁹/L，生化：谷丙转氨酶（ALT）25U/L，谷草转氨酶（AST）26.8U/L，总胆红素（T－BIL）7.26μmol/L，直接胆红素（D－BIL）2.50μmol/L。随访半年，未再出现精神异常，已停用精神分裂相关治疗药物。

病例分析

患者青年女性，亚急性病程。有皮肤损伤（面部皮疹）、关节症状（关节受累大于2个）、血液系统受累（白细胞减少）、免疫学多项异常（ANA阳性、抗dsDNA抗体阳性、抗核糖体抗体阳性、低补体血症），根据1997年美国风湿病学会系统性红斑狼疮分类标准，系统性红斑狼疮诊断明确。本例患者的特点是以精神异常为首发表现，红斑狼疮病情控制以后，精神异常随之消失，故考虑为神经精神性狼疮。

神经精神性狼疮（neuropsychiatric systemic lupus erythematosus，NPSLE）是指系统性红斑狼疮累及中枢神经系统、周围神经系统和自主神经系统，同时排除尿毒症、高血压、激素类药物、感染，以及其他原因引起的神经精神症状。NPSLE是活动性狼疮较为严重的临床表现形式，常因误诊为精神类疾病而耽误最佳治疗时间。在成年SLE患者中，NPSLE的患病率为22%～95%。NPSLE可以有多种临床表现：常见表现（5%～15%）为脑血管病和癫痫；较少见表现（1%～5%）为严重认知障碍、重度抑郁、急性意识模糊状态和外周神经障碍；而罕见（＜1%）表现为精神病、脊髓炎、舞蹈症、颅神经病和无菌性脑膜炎。

对于NPSLE患者治疗时，需要除外其他非狼疮相关的因素后，分析其具体临床表现，如果提示为免疫/炎症病变的神经精神表现，如急性意识模糊状态、无菌性脑膜炎、脊髓炎、颅神经和外周神经病变及精神病等给予糖皮质激素和免疫抑制剂治疗，也可进行鞘内注射甲氨蝶呤和地塞米松。如果出现与抗磷脂抗体相关的临床表现，尤其是血栓性脑血管病时，应使用抗血小板/抗凝治疗。除此之外，目前血浆置换、免疫吸附、生物制剂、干细胞移植等方法也已经在临床上逐渐开展。

病例点评

神经精神性狼疮可发生在狼疮诊断之前、同时或之后，但多发生在诊断后的头一年，且多在病情活动的情况下。发病的相关危险因素包括狼疮病情活动、有严重的神经精神性狼疮表现史（尤其是认知障碍和癫痫）、抗磷脂抗体阳性（尤其是有脑血管病、癫痫和舞蹈症患者）。狼疮患者新出现不能解释的神经精神症状或体征时，应完善腰穿和脑脊液分析（主要除外中枢神经系统感染）、脑电图、认知功能的神经精神评估、神经传导检查及影像学（MRI）以评价大脑结构及功能。

参考文献

Postal M, Costallat L T, Appenzeller S. Neuropsychiatric manifestations in systemic lupus erythematosus: epidemiology, pathophysiology and management. CNS Drugs, 2011, 25 (9): 721-736.

笔记

018 皮肌炎并发心肌损伤

病历摘要

患者，男性，58岁。

主诉：面颈部皮疹3个月，四肢近端无力半月。

现病史：患者3个月余前无明显诱因出现面部、颈前、胸上部、颈后、上背部紫红色皮疹，伴手指关节伸面皮疹、手指侧面皮肤粗糙。就诊于外院，诊断为"光敏性皮炎"，给予抗过敏药口服治疗，效果不佳。半月前四肢近端肌肉无力，呈进行性加重，不能上举、梳头，上下台阶困难，坐位仰头困难，伴声音嘶哑、发声困难，不伴吞咽困难、关节肿痛，无发热、咽痛、脱发，无反复口腔溃疡、雷诺现象。就诊于我院风湿科门诊，考虑患者皮肌炎，现为进一步诊治收住院。

笔记

既往体健，无特殊病史。

体格检查： 发育正常，营养中等，正力体型，神志清楚，查体合作。皮肤黏膜无黄染，双手手指、手掌背侧可见红色皮疹，伴有脱屑和部分色素脱失（Gottron 征）（图 55），双肘关节、双膝关节伸侧面可见红色皮疹，颜面部、眶周可见紫红色皮疹伴上眼睑水肿（向阳疹），前胸、颈肩部可见暗红色皮疹（图 56），有技工手，无皮下结节、出血点。全身浅表淋巴结未触及肿大。听诊双肺呼吸音清，未闻及干、湿性啰音，未及胸膜摩擦音。听诊心率 116 次/分，律齐，心音可，各瓣膜听诊区未闻及杂音、额外心音及心包摩擦音。腹略饱满，腹软，无压痛、反跳痛及肌紧张，肝、脾肋下未及。移动性浊音（−）。全身关节无压痛，无活动受限。双上肢近端肌力Ⅳ级、远端肌力Ⅴ级，双下肢近端肌力Ⅳ级、远端肌力Ⅴ级。双下肢无水肿。双侧病理征阴性。

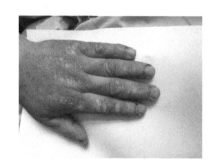

图 55　Gottron 征

辅助检查：

血常规：白细胞（WBC）11.94 × 10^9/L，中性粒细胞百分比（GR%）81.7%。

血生化：谷丙转氨酶（ALT）103U/L，谷草转氨酶（AST）190.5U/L，乳酸脱氢酶（LDH）764U/L，肌酸激酶（CK）5824U/L，CK同工酶（CK−MB）24.70ng/ml。

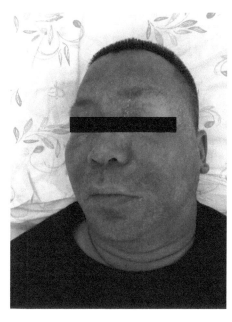

图 56　面颈部皮疹

胸部 CT 提示：1. 双肺多发斑片、结节灶，性质待定，感染性病变？其他？2. 双肺门淋巴结可疑增大，双侧腋窝多发小淋巴结，请结合临床随访；3. 左上叶局限肺气肿。

腹部超声提示：副脾。

PET/CT 提示：1. 全身诸肌肉 FDG 代谢增高（图 57、图 58）；头面部皮肤 FDG 代谢弥漫增高，同机 CT 皮下见索条影。以上，结合病史，首先考虑皮肌炎，建议活检进一步明确病理性质，并于治疗后复查；2. 双肺多发斑片影，分布于支气管血管束及胸膜下，以下叶为著，FDG 代谢增高（图 59），首先考虑炎性病变（图 60），建议抗感染治疗后复查；双肺下叶小叶间隔稍增厚，建议动态观察；局限性肺气肿；双侧胸膜略增厚；纵隔内及双肺门多发小淋巴结，FDG 代谢增高，首先考虑炎性反应性摄取；3. 副脾结节；腹膜后、肠系膜上、双髂外血管走形及双腹股沟区淋小巴结，FDG 代谢稍高，考虑反应性增生可能；肛门区 FDG 代谢增

笔记

高灶，建议动态观察或必要时进一步直肠指检；4. 双侧上颌窦黏膜略增厚；双侧颈部、左锁骨上区多发小淋巴结，未见 FDG 代谢异常，考虑炎性反应性增生可能；5. 脊柱诸骨 FDG 代谢稍增高，结合病史，考虑与发热相关可能，建议动态观察；脊柱退行性改变；6. 余躯干及脑部 PET/CT 检查未见明显异常代谢征象，建议动态观察。

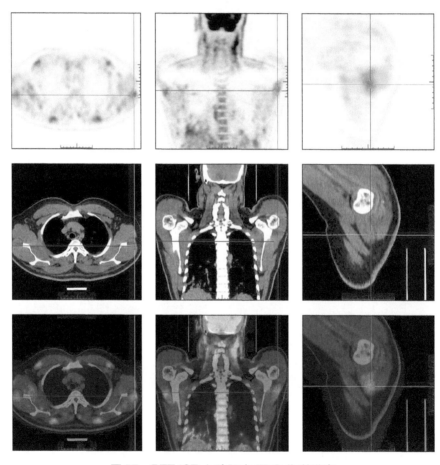

图 57　PET/CT 上肢肌肉 FDG 代谢增高

肌炎抗体谱：anti SAE1 阳性，anti RO－52 阳性。

超声心动图：左房大。

心肌核素显像：1. 门控心肌显像示：左室前壁中段及后壁基

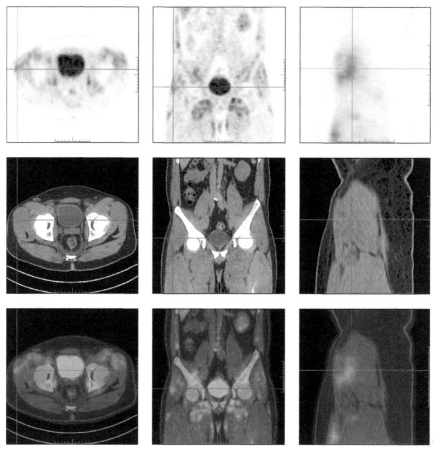

图 58　PET/CT 下肢肌肉 FDG 代谢增高

底段呈轻度心肌缺血改变（图 61），首先考虑与皮肌炎相关。

2. 负荷状态下左室 EF 值约 55%，静息状态下左室 EF 值约 52%（图 62）。

　　三角肌活检：镜下见穿刺肌肉组织 2 条，局灶肌束萎缩，肌束间散在淋巴浸润（图 63）。

　　诊疗经过：入院后诊断皮肌炎、继发心肌损伤、继发性肺间质纤维化，合并肺炎和Ⅰ型呼吸衰竭，给予甲强龙 80mg 静脉滴注，每天一次，治疗 5 天后症状无缓解，肌酶未下降。改为甲强龙 500mg 静脉滴注，每日 1 次激素冲击治疗 3 天。同时予环磷酰胺

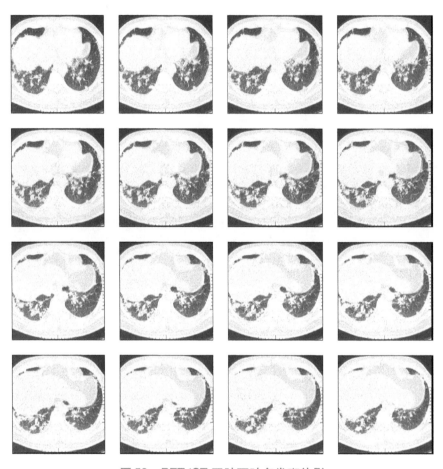

图 59　PET/CT 双肺下叶多发斑片影

0.8g 静脉滴注，每两周一次。激素冲击治疗 3 天后复查生化：谷丙转氨酶（ALT）70U/L，谷草转氨酶（AST）50.0U/L，乳酸脱氢酶（LDH）334U/L，肌酸激酶（CK）655U/L，CK 同工酶（质量）（CK－MB）10.10ng/ml，血清肌酶较前明显下降。序贯激素为甲泼尼龙 1mg/（kg·d）治疗，4 周后逐渐减量。6 个月后随访，皮疹消退，肌力正常，声音嘶哑、发声困难均已缓解，复查化验：谷丙转氨酶（ALT）15U/L，谷草转氨酶（AST）23.0U/L，乳酸脱氢酶（LDH）326U/L，肌酸激酶（CK）127U/L，CK 同工酶（质量）（CK－MB）6.20ng/ml，血清肌酶均降至正常。

笔记

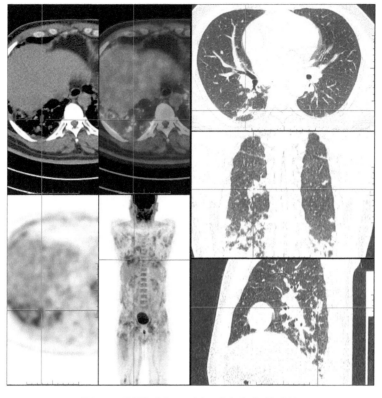

图 60　PET/CT 双肺间质病变合并感染

病例分析

　　患者中年男性，亚急性病程。有典型的皮肌炎皮疹，伴肢带肌肌无力进行性加重，血清肌酶明显升高，肌炎抗体谱：anti SAE1阳性，anti RO－52 阳性，肌电图可见肌源性损伤，肌肉病理可见肌肉损伤和淋巴细胞浸润，故皮肌炎诊断明确。

　　患者心肌酶明显升高，心肌核素显像提示左室前壁中段及后壁基底段呈轻度心肌缺血改变，考虑患者存在皮肌炎合并心脏损伤。国外文献报道，炎性肌病的心脏损伤主要有非特异性 ST－T 改变和传导异常、房性或室性心律失常、病态窦房结综合征、瓣膜病变、

笔记

123

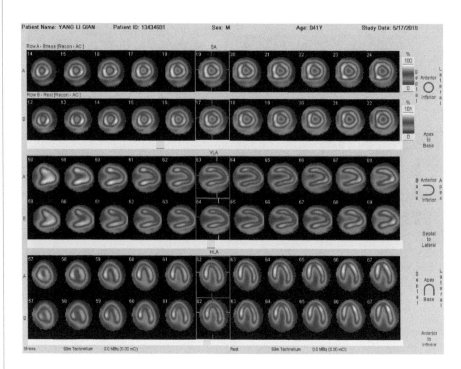

图61　门控心肌显像示：左室前壁中段及后壁基底段呈轻度心肌缺血改变

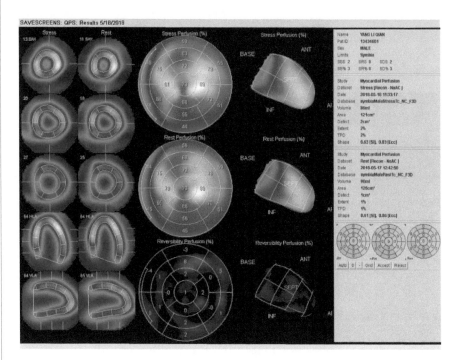

图62　负荷状态下左室 EF 值约 55%，静息状态下左室 EF 值约 52%

图63 肌肉组织可见局灶肌束萎缩，肌束间散在淋巴浸润
（HE染色，200倍）

充血性心力衰竭、扩张性心肌病、左室高运动状态、心包炎、肺动脉高压和主动脉瘤等。而上述心脏病变主要与炎性肌病所致的心肌炎有关。心肌和骨骼肌的病理改变相似，呈现为间质和血管周围弥漫性单核细胞浸润，心肌纤维灶性肿胀、变形坏死、断裂、再生及纤维化。

在我国，研究显示炎性肌病患者的心脏损伤发生率为42.6%。其中心力衰竭为最常见死因。多因素分析显示血沉是心脏损伤发生的危险因素，即血沉增快提示心脏损伤发生的危险性增加，而与年龄、性别、病程等因素无关。

炎性肌病合并心脏损伤的发病率较高，且预后差，故早期诊断、积极治疗可以有效改善心功能，缓解病情。糖皮质激素为基本治疗手段，必要时进行激素冲击治疗，同时应联合免疫抑制剂。治疗中需注意水电解质平衡，以减轻心脏负荷。

病例点评

该患者以皮疹为首发症状，首先就诊于皮肤科，出现肌肉症状之后才就诊于风湿科，经化验检查确诊为皮肌炎。确诊皮肌炎后需除外恶性肿瘤，该患者PET/CT检查未发现存在恶性肿瘤，在以后

笔记

的治疗随访中也应继续关注肿瘤问题。

除皮肤肌肉损伤外，该患者还存在着明显的内脏损伤，肺间质病变和心脏损伤。肺间质病变在皮肌炎比较常见，胸 CT 可发现异常。但心肌损伤容易被忽略，待症状严重后才检查确定。有条件的应该做静息和动态心肌核素显像，以早期发现心肌损伤。

皮肌炎确诊后尤其发现内脏损伤后，应积极用激素和免疫抑制剂治疗。该患者经激素冲击治疗和环磷酰胺治疗，皮疹、肌肉症状、内脏损伤都得到了较好的控制。

参考文献

Diederichsen L P. Cardiovascular involvement in myositis. Curr Opin Rheumatol，2017，29（6）：598－603.

019
关节肿痛 – 皮肤破溃 –
肾结石 – 痛风反复发作

病历摘要

患者，男性，58岁。

主诉：间断多关节肿痛26年余，加重伴皮肤破溃5天。

现病史：26年前无明显诱因出现左足第1跖趾关节红肿、剧烈疼痛，伴皮温升高，就诊于外院，予布洛芬止痛治疗后疼痛缓解，此后间断口服布洛芬治疗，未规律诊治。24年前无明显诱因上述症状复发伴加重，伴左足活动受限，就诊于外院诊断为"丹毒"，予口服相关药物治疗（具体不详），自诉症状较前加重，自行口服苯溴马隆后，症状缓解。之后上述症状间断发作，逐渐出现左肘关节、左足第1跖趾关节、右足跟腱部肿胀、皮下肿物，伴皮温升高、剧烈疼痛，外院就诊加用秋水仙碱、双氯芬酸钠肠溶片治疗，症状缓解。8年前患者间断出现右足跟腱部、左侧肘关节红肿、疼痛、皮肤破溃，于北大医院骨科就诊，诊断为"痛风性关节炎、痛风石形成"，行左肘关节痛风石切除术（图 64），术后病理不详。此后间断出现右腕关节、双手指间关节、双膝关节、双踝关节、双足趾关节肿痛，皮温高、剧烈疼痛，伴活动受限，自行口服秋水仙碱、依托考昔治疗，未规律就诊。后逐渐出现间断腰痛，体检查肌酐、尿素氮升高，未予重视。5天前患者饮酒及高嘌呤饮食后出现左足背红肿、皮温升高、剧烈疼痛，伴破溃，破溃处排出白色豆渣样物质，不伴发热，无结膜炎、皮疹、脱发、反复口腔溃疡、雷诺现象等，就诊社区医院及外院急诊，考虑诊断为"痛风"，予间断换药，后患者就诊于我科门诊，诊断为急性痛风性关节炎、痛风石形成，为进一步治疗收入病房。

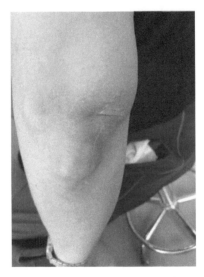

图 64　左肘关节痛风石切除术后

既往史：脂肪肝病史 18 余年，未诊治。3 年前因颈椎椎管狭窄于某医院手术，目前留有金属钉（具体不详），现仍伴有上肢及手指麻木。2 年前因胸闷、气短于北大医院完善冠脉 CTA 提示未见明显狭窄，考虑诊断为冠脉痉挛，予阿司匹林抗血小板、阿托伐他汀降脂、苯磺酸氨氯地平等冠心病二级预防治疗，规律口服数天后自行停药，此后间断发作，未诊治。2 年前无明显诱因出现腰痛、肉眼血尿，诊断为双肾结石、泌尿系结石，先后予激光排石 3 次。

体格检查： 神志清楚，自主体位。全身皮肤无皮疹，左肘可见长约 10cm 手术瘢痕。全身浅表淋巴结未触及肿大。心、肺、腹未见异常。脊柱生理弯曲存在，无侧弯，活动度正常。腰部轻压痛，无叩击痛。左腕关节、双手指间关节、双膝关节、双踝关节、双足趾关节周围可见大小不等的多个皮下结节（图 65），左足背部外侧皮肤破溃约 3cm×4cm，破溃处排出白色结晶（图 66）。四肢肌力肌张力正常，双下肢无水肿。

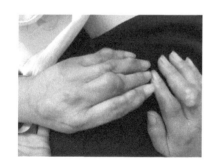
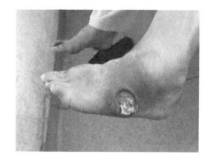

图 65　双手痛风结节　　　　图 66　左足外侧痛风石破溃，
　　　　　　　　　　　　　　　　可见豆腐渣样物质

辅助检查：

血生化：肌酐（Cr）170.3μmol/L，尿素氮（Urea）9.01mmol/L，尿酸（UA）533.7μmol/L，总胆固醇（CHOL）4.66mmol/L，甘油三酯（TG）2.40mmol/L，高密度脂蛋白胆固醇（HDL－C）0.66mmol/L，低密度脂蛋白胆固醇（LDL－C）2.87mmol/L。

双足正位片：片内双足不同程度骨质增生，双足第一跖趾关节面相对缘骨质密度不均匀，可见穿凿样低密度影，周围软组织肿胀、可见片样稍高密度影，关节间隙变窄（图67）。

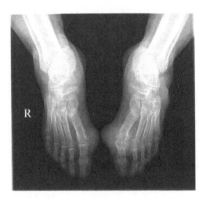

图67　双足正位片

注：双足第一跖趾关节间隙变窄，骨质可见穿凿样改变

诊断：痛风，痛风性关节炎，痛风石形成，痛风性肾病，肾功能不全，双肾结石，血脂代谢异常。

治疗方案：1. 健康教育：戒酒、低嘌呤饮食、多饮水、减重。

2. 降尿酸治疗：秋水仙碱0.5mg，每日3次。

非布司他40mg，每日1次。

双氯芬酸二乙胺乳胶剂1g，每日四次，外用。

枸橼酸氢钾钠颗粒5g，每日3次。

3. 外科换药：每周换药1次。

随访：出院前复查血尿酸415.5μmol/L，后定期复查血尿酸（图68）。门诊每周换药6个月后左足破溃处伤口愈合（图69）。

病例分析

痛风是嘌呤代谢紊乱和（或）血尿酸升高所引起的一组综合征，其临床特点为关节炎、痛风石、泌尿系结石，以及痛风性肾

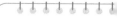

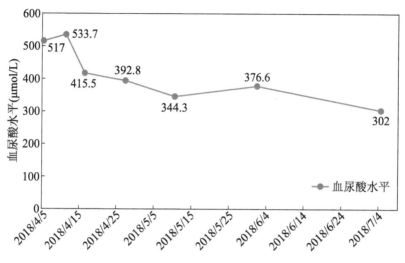

图 68   血尿酸水平变化

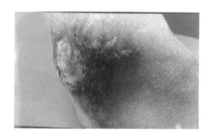

图 69   左足破溃处基本愈合

病。大多数痛风患者早期表现是反复发作的急性痛风性关节炎，病程长及反复发作者常出现慢性痛风石形成。该患者于 20 余年的病程中，反复发作痛风性关节炎，未规范治疗。先后出现肾结石、肾功能不全、全身痛风石形成，最后痛风石破溃迁延不愈。痛风治疗的关键一是控制急性发作；二是控制血尿酸水平。

痛风急性发作的一线药物主要为非甾体类抗炎药（NSAIDs）、秋水仙碱和糖皮质激素，大多数患者经此类药物能够控制痛风的急性发作。但有一些难治性痛风，经过上述一线药物治疗仍然不缓解或者使用一线药物不能耐受可采取二线药物，如阿片类麻醉药、白细胞介素 –1 拮抗剂、肿瘤坏死因子拮抗剂等。

　　降尿酸治疗是痛风治疗过程中的重要环节。持续的高尿酸血症引起关节炎急性和反复发作，还可引起尿路结石和尿酸性肾病，出现尿路梗阻或肾功能不全。此外，高尿酸血症还是心脑血管疾病的独立危险因素。尿酸在体内可转化为促氧化剂，刺激肾素 - 血管紧张素系统，抑制内皮一氧化氮的释放，导致肾血管和其他血管的收缩，血压增高，出现动脉粥样硬化而发生冠心病和脑血管病等。因此，控制血尿酸水平是痛风治疗的基石，关系到患者的预后。

　　降尿酸药可分为促尿酸排泄、抑制尿酸合成及促尿酸分解药三大类。促尿酸排泄药包括苯溴马隆；抑制尿酸合成药包括别嘌醇和非布司他；促进尿酸分解药包括拉布立酶和聚乙二醇尿酸酶。对于60 岁以下、肾功能正常或轻度损伤（Ccr > 50ml/min）、无痛风石和肾结石、正常饮食下24 小时尿尿酸低于 700mg（4.167mmol）的患者，应选择排尿酸药。而对于有中等程度以上肾功损伤（Ccr < 35ml/min）、普通饮食情况下 24 小时尿酸量大于 800mg（4.76mmol）或有痛风石的患者应选抑制合成尿酸药或促进尿酸分解药。总体来说，疾病早中期以选促尿酸排泄药为主，疾病中晚期以选抑制尿酸合成或促进尿酸分解药为主。

　　痛风石，又称痛风结节，是人体内因血尿酸过度升高，超过其饱和度而在身体某部位析出的白色晶体。痛风石好发于关节伸侧、肌腱和骨突表面，常见部位是外耳，尤其是耳轮多见；其次是足部第一跖趾关节、踝部、指、腕、尺骨鹰嘴、膝关节囊和跟腱等处。痛风石的形成与血尿酸水平有关，血尿酸水平越高，患者发生痛风石的概率越大。痛风石多发生于发病 10 年左右的患者。痛风首次发作到形成痛风石的时间为 4 ~ 42 年，平均 11.6 年，病程越长，痛风石越多。

　　对于痛风石的治疗，首先要重视对患者的健康宣教，戒酒、调整饮食结构、低嘌呤饮食。对于急性痛风性关节炎反复发作、痛风石形成，或合并泌尿系结石、慢性肾病甚至肾功能不全的患者，应采取药物治疗。在痛风治疗的专家共识及指南中，均强调对于痛风石形成的患者，血尿酸水平应维持在 5mg/dL（300μmol/L）以下，以预防尿酸盐结晶的进一步形成，同时消除现有结晶。

在 2017 年英国风湿病协会（The British Society for Rheumatology，BSR）最新提出的痛风管理指南中，首次提出了"痛风治愈"的概念，指出痛风石溶解、停止发作可以作为痛风"治愈"的标准。在此基础上，若血尿酸仍可维持在 5mg/dL（300μmol/L）以下，可以考虑减少降尿酸药物的剂量。

🩺 病例点评

痛风之所以被认为难治很大程度上是因为患者对本病的认识不足和治疗的依从性差，就如本例患者，病史二十余年，从未行正规治疗，从最初的关节痛，发展到肾结石，肾功能不全，痛风石形成并破溃，给自身带来痛苦。降尿酸治疗的时机宜早不宜晚，待出现肉眼可见的痛风石、慢性痛风性肾病或 X 线片上可见的关节破坏才开始降尿酸治疗就太晚了。"目标治疗"（treat‐to‐target）策略早已引入痛风的治疗理念。不管患者的性别、种族和年龄如何，血尿酸达 6.8mg/dl（405μmol/L）时均可析出晶体，故血尿酸的最佳目标控制值为 6.0mg/dl 以下。但对于已有大量痛风石的慢性痛风患者，为加速痛风石的溶解，目标控制值应降至 5mg/dl 以下。治疗过程中，降尿酸药应根据监测的尿酸值进行剂量调整，力求使血尿酸值始终保持在目标值以内，这样才可使新的痛风石不再形成，已有痛风石逐步溶解。

参考文献

1. Sivera F, Andrés M, Carmona L, et al. Multinational evidence based recommendations for the diagnosis and management of gout: integrating systematic literature review and expert opinion of a broad panel of rheumatologists in the 3e initiative. Ann Rheum Dis, 2014, 73 (2): 328 – 335.

2. 中华医学会风湿病学分会. 2016 中国痛风诊疗指南. 中华内科杂志, 2016, 55 (11): 892 – 899.

3. Hui M, Carr A, Cameron S, et al. The British Society for Rheumatology Guideline for the Management of Gout. Rheumatology (Oxford), 2017, 56 (7): 1246.

笔记

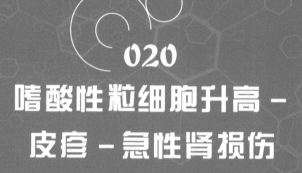

020 嗜酸性粒细胞升高 – 皮疹 – 急性肾损伤

患者，男性，60岁。

主诉： 间断发热伴喘憋2月余，皮疹1周。

现病史： 2个月前无明显诱因出现发热，体温最高38.4℃，伴畏寒、寒战，有咳嗽、咯白黏痰，伴喘憋，无胸痛、咯血、尿频、尿急、尿痛，物理降温后体温可降至正常。后喘憋症状逐渐加重，夜间不能平卧，体温高峰升至39.2℃，门诊查血常规WBC 11.57 × 10^9/L，GR% 65.4%，EO 3.09 × 10^9/L，EO% 26.7%。胸片示双肺炎症可能，部分呈慢性炎症或陈旧性病变。诊断为肺炎，予头孢类抗生素及雾化治疗1天后出现全身散在皮疹，为红色，伴瘙痒。查血常规WBC 30.43 × 10^9/L，GR% 8.3%，EO 25.63 × 10^9/L，

EO% 84.2%。痰培养阴性。支气管肺泡灌洗液涂片可见中性粒细胞及肺巨噬细胞，可见个别嗜酸性粒细胞，未见肿瘤细胞。骨髓穿刺活检未见异常。诊断为肺炎、支气管哮喘急性发作，予甲泼尼龙40mg静点，喘憋及皮疹明显缓解，嗜酸性粒细胞下降（图70），后甲泼尼龙改为口服并逐渐减量至1片。1周前进食羊肉后再次出现全身多发皮疹，分布于四肢、躯干、面部等，呈红色，部分突出皮面，部分形成水泡，瘙痒感明显，伴双眼发红、分泌物增多、咽痛，未测体温，无咳嗽咳痰、胸闷憋气、尿频尿急等症状，就诊于我院急诊，查血常规：WBC 9.69×10^9/L，GR 6.28×10^9/L，EO 1.71×10^9/L，EO% 17.6%，HGB 131g/L，PLT 196×10^9/L，CRP 7mg/L，考虑过敏，予苯海拉明对症。2天前患者就诊于我科门诊，予美卓乐24mg qd，患者自觉症状未缓解，现为进一步诊治收入我科。

发病以来，患者精神、饮食、睡眠尚可，自觉小便量减少，大便无异常，体重无明显变化。

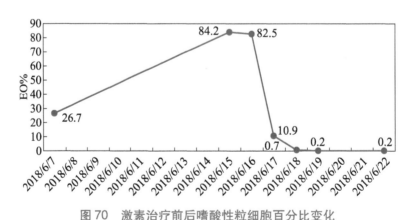

图70　激素治疗前后嗜酸性粒细胞百分比变化

既往史：陈旧性脑梗死5年，未遗留后遗症，规律服用阿司匹林肠溶片100mg，每日1次治疗。腹膜后纤维化、双肾积水（图71、图72）3年余，规律服用美卓乐，本次发病前剂量为4mg，每日 1 次。反流性食管炎病史 3 年余；高脂血症病史 3 年余，目前予阿托伐他汀钙片 10mg，每晚一次治疗；脂肪肝病史 2 年余；类固醇性糖尿病病史 1 年余，口服二甲双胍、吡格列酮（具体剂量不详）；白内障术后 5 月余。否认高血压、心脏病病史，否认精神疾病史。否认肝炎史、结核史、疟疾史。否认外伤、输血史，对头孢唑肟过敏。

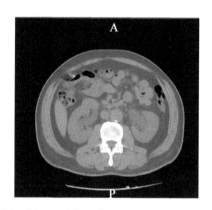

图 71　腹部 CT 双侧输尿管狭窄，伴双肾盂输尿管扩张

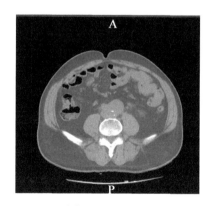

图 72　腹部 CT 腹主动脉周围炎

体格检查：体温 37.7℃，脉搏 92 次/分，呼吸 16 次/分，血压 136/69mmHg，发育正常，营养良好，自主体位，查体合作。皮肤及黏膜：全身面部、四肢、躯干均可见多发红色皮疹（图 73 ～ 图 76），部分突出皮面，部分融合成片，部分可见水泡，无肝掌、蜘

蛛痣，无瘘管、溃疡及瘢痕，皮肤温度、湿度正常，弹性可。全身
浅表淋巴结未触及肿大。双睑无浮肿，双眼结膜充血，可见大量分
泌物，巩膜无黄染。听诊双肺呼吸音清，未闻及干、湿性啰音，未
及胸膜摩擦音。听诊心率 92 次/分，律齐，各瓣膜听诊区未闻及杂
音。腹饱满，软，无压痛、反跳痛及肌紧张，肠鸣音 4 次/分。双
上肢肌力 V 级，双下肢肌力 V 级。双下肢无水肿。双侧病理征
阴性。

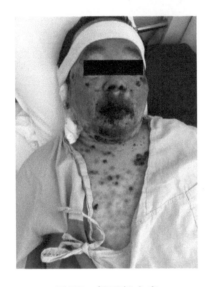

图 73　颜面部皮疹

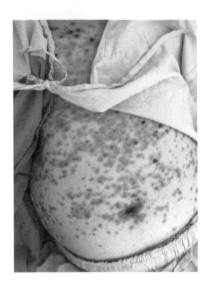

图 74　躯干皮疹

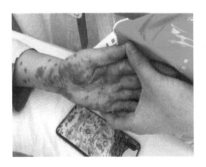

图 75　手部皮疹

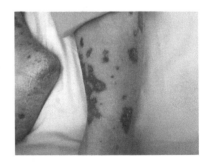

图 76　腿部皮疹

辅助检查：

血常规：淋巴细胞绝对值（LY）0.53×10^9/L，淋巴细胞百分比（LY%）14.1%，中性粒细胞百分比（GR%）81.6%，红细胞（RBC）4.02×10^{12}/L，血红蛋白（HGB）122g/L，红细胞压积（HCT）35.1%，红细胞体积分布宽度（RDW-CV）14.40%，红细胞体积分布宽度（RDW-SD）46.60fL。ESR：19mm/h。

血生化：葡萄糖（GLU）10.44mmol/L，肌酐（酶法）（Cr）578.4μmol/L，尿素氮（Urea）25.84mmol/L，钙（Ca）1.93mmol/L，总蛋白（TP）58.5g/L，白蛋白（ALB）24.0g/L，白球比值（A/G）0.70，钠（Na）127.0mmol/L，钾（K）5.65mmol/L，二氧化碳（CO_2）13.7mmol/L，阴离子间隙（AG）19.0mmol/L，乳酸脱氢酶（LDH）291U/L

尿常规：蛋白质（PRO）（+++），≥3.0g/L，潜血（BLD）（±）。

24小时尿蛋白定量：6.97g。

尿相差：红细胞20～30个/HP，异常形态80%。

ANA：阴性，ENA：阴性，ANCA：阴性。

抗GBM抗体：阴性。

免疫球蛋白及补体：IgG 2020mg/dl，C_3 58.7mg/dl。

免疫球蛋白Ig亚型：IgG4 6.62g/L。

皮肤活检病理（下肢皮肤，0.3cm×0.2cm×0.2cm，图77）：皮肤组织一块，皮肤表面较多炎细胞渗出，表皮角化过度伴角化不全，局部颗粒层及棘层萎缩，灶性基底细胞液化、与真皮浅层分离，真皮小血管周少许淋巴细胞为主的炎细胞浸润。

诊断：嗜酸性肉芽肿性多血管炎，急性肾损伤，支气管哮喘，腹膜后纤维化，类固醇性糖尿病，陈旧性脑梗死，高脂血症，脂肪肝，白内障术后。

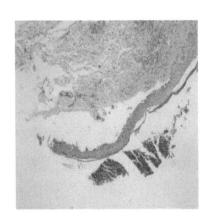

图 77　皮肤活检病理（HE 染色，200 倍）

治疗方案：甲强龙 500mg 静脉滴注，每日 1 次 ×3 天→甲强龙 80mg 静脉滴注，每日 1 次。

丙种球蛋白 20g 静脉滴注，每日 1 次 ×5 天。

环磷酰胺 0.6g 静脉滴注，每周一次。

床旁血液透析，每周三次 ×2 周。

随访：24h 尿蛋白定量 0.78g。血清 IgG4 2.04g/L。

血肌酐及嗜酸性粒细胞水平变化如图 78、图 79 所示：

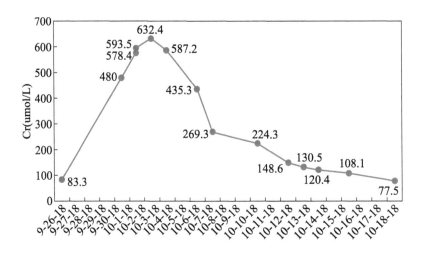

图 78　血肌酐水平变化

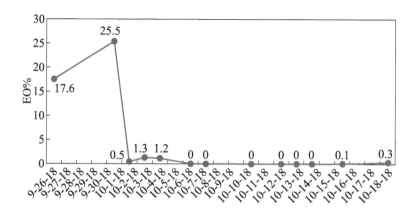

图 79　嗜酸性粒细胞水平变化

病例分析

患者中老年男性，急性病程，2 个月前因皮疹、喘憋、嗜酸细胞明显升高住呼吸科，诊断为支气管哮喘，予激素治疗好转，嗜酸细胞恢复正常。1 周前进食羊肉后出现全身多发皮疹，分布于四肢、躯干、面部等，呈红色，部分突出皮面，部分形成水泡，瘙痒感明显，伴双眼发红、分泌物增多、咽痛，查嗜酸性粒细胞升高，入院后皮疹进一步加重，尤其头颈部，口周鼻腔出现皮肤黏膜的坏死结痂，同时发现肾脏损伤，大量蛋白尿、镜下血尿，血肌酐进行性升高，达到需要透析的水平。根据 1990 年 ACR 诊断标准，嗜酸性肉芽肿性多血管炎（eosinophilic granulomatosis with polyangiitis，EGPA）诊断明确。

EGPA 是一种可累及全身多个系统的、少见的自身免疫性疾病，主要表现为外周血及组织中嗜酸粒细胞增多、浸润及中小血管的坏死性肉芽肿性炎症。1951 年由 Churg 和 Strauss 发现并报

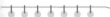

道，曾称为 Churg – Strauss 综合征（Churg – Strauss syndrome，CSS）或变应性肉芽肿性血管炎（allergic granulomatosis and angiitis，AGA）。2012 年 Chapel Hill 会议根据其临床及实验室检查特点将其更名为 EGPA。

EGPA 最易累及呼吸系统，哮喘是最常见的首发症状，见于 90% 以上的患者，常首诊于呼吸内科，但 EGPA 患者缺乏支气管哮喘所具备的典型周期性发作特点，且病情较重，容易反复发作，因此常被误诊为难治性支气管哮喘。其影像学表现为胸部 X 线检查可见单侧或双侧斑片影、结节影、弥漫性肺间质病变，病变具有游走性，这也是 EGPA 的诊断标准之一。

约 70% 的患者可出现皮肤损伤，最常见的表现是皮下结节和皮肤紫癜。多发的斑丘疹、多形性红斑、网状青斑、水疱、无菌性脓疱、瘀点、瘀斑和荨麻疹等均可在疾病的不同阶段出现，丘疹和结节状病变可能会发生坏死或破溃。

约 25% 的 EGPA 患者会有肾脏受累表现，可出现蛋白尿、血尿、肾功能不全，甚至进展为慢性肾衰竭，少数可呈急进型肾小球肾炎表现，预后不佳。本例患者在病程中出现急性肾功能不全，在及时发现的基础上，积极应用激素、丙球冲击及免疫抑制剂治疗原发病，同时及时应用血液透析。在短时间内挽救肾脏功能，为良好的预后奠定了基础。

有研究发现，活动期 EGPA 可出现血清 IgG4 明显升高。本例患者有血清 IgG4 升高，在病情缓解后 IgG4 下降，考虑与 EGPA 活动期有关。患者 4 年前出现腹膜后纤维化、腹主动脉周围炎，但当时未检测 IgG4 水平，未行病理活检，故不能明确是否有 IgG4 相关性疾病。需进一步密切随访。

笔记

🏥 病例点评

　　嗜酸性肉芽肿性多血管炎是个少见病，尤其是部分患者 ANCA 阴性更给诊断带来困难，此时病理活检非常重要，特征性表现是嗜酸性粒细胞浸润、肉芽肿性炎症和累及小 – 中等大小血管的坏死性血管炎。本例患者皮肤损伤重，肾脏损伤急，经积极治疗恢复较好。在临床上如遇到以下无法解释的情况时应该考虑血管炎：多系统损伤；进行性肾小球肾炎或血肌酐及尿素氮进行性升高；肺部多变阴影或固定阴影/空洞；多发性单神经炎或多神经炎；不明原因发热；缺血性或瘀血性症状和体征；紫癜性皮疹或网状青斑；结节性坏死性荨麻疹；无脉或血压升高；ANCA 阳性；抗内皮细胞抗体阳性。

参考文献

Vaglio A，Strehl J D，Manger B，et al. IgG4 immuneresponse in Churg – Strauss syndrome. Ann Rheum Dis，2012，71（3）：390 – 393.

021
以腹痛为首发症状的
系统性红斑狼疮

病历摘要

患者，男性，34 岁，主因"间断腹痛 2 个月"于 2017 年 8 月 28 日入院。

现病史：患者 2 个月前无明显诱因出现腹痛，为阵发性脐周及左上腹疼痛，伴恶心，呕吐胃内容物，伴反酸。无发热、腹泻、血便，无咳嗽、心悸、胸痛等不适，就诊于当地县医院，胃镜检查：慢性糜烂出血性胃炎，幽门口炎。幽门螺杆菌检查阳性。B 超：慢性轻度胆囊炎。考虑患者存在"慢性胃炎"予抑酸、抗感染治疗，患者症状改善不明显。1 月余前就诊于宁夏某医院，结肠检查未见异常。腹部 B 超未见异常。尿常规：潜血（＋＋），尿蛋白（＋＋＋），泌尿系 CT 重建：左肾结石，中下腹多发小肠肠壁增厚、水肿，边缘毛糙，邻近系膜少量积液，考虑炎性肠病急性期可能。盆腔少量积液。上腹部核磁：左侧输尿管上段炎症，脾大，腹腔少量积液，慢性胆囊炎。予患者抗感染治疗后症状缓解不明显。10 天前于我院消化科住院，胃镜检查：糜烂性胃炎伴胆汁反流（图 80）。胶囊内镜：胃内可见多发片状糜烂，十二指肠水平可见片状红斑，小肠淋巴管扩张（图 81）。化验血白细胞 $2.03 \times 10^9/L$，红细胞 $4.18 \times 10^{12}/L$，血红蛋白 113g/L，尿蛋白质（＋＋＋），尿蛋白 4 项（＋），尿蛋白定量 1.28g/24h，免疫学检查：间接免疫荧光法 ANA＋1∶320（均质型，斑点型），间接免疫荧光法抗 dsDNA 抗体 ＋1∶5，酶免法抗 dsDNA 抗体 636.52IU/ml，免疫印迹法抗 Sm 抗体 ＋13.5，28，29KD，免疫印迹法抗 RNP 抗体 ＋70，32，22KD，免疫球蛋白 IgG 2310.0mg/dl，IgA 499.0mg/dl，补体 C_3 37.10mg/dl，补体 C_4 5.52mg/dl。患者自发病来无关节肿痛、肌痛、肌无力，无皮疹、光过敏、雷诺现象，无口干、眼干，无反复口腔溃疡、口腔及鼻腔出血，无胸闷、憋气、心悸，无双下肢浮肿、血尿等症状。近 2 个月来体重下降 20kg。请风湿科会诊，考虑系统性红斑狼疮，为进一步诊治转入风湿科。

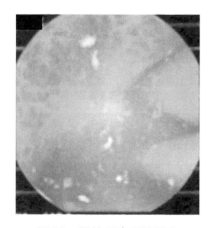
图 80　胃镜示糜烂性胃炎

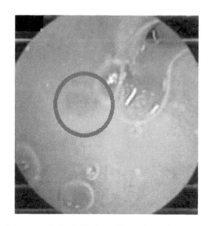
图 81　胶囊内镜十二指肠水平片状红斑

既往史： 体健，无特殊病史。8 年前左手拇指外伤术后。否认风湿病家族史。

入院查体： 体温 36.5℃，脉搏 99 次/分，呼吸 18 次/分，血压 94/70mmHg。神清，状弱，全身皮肤无黄染，未见皮疹、紫癜、出血点。全身浅表淋巴结未及肿大。双肺呼吸音清，未闻及干、湿性啰音及胸膜摩擦音。心率 99 次/分，律齐，各瓣膜听诊区未闻及病理性杂音，未闻及心包摩擦音。腹软，脐周轻压痛，无反跳痛及肌紧张，肾区及输尿管点无压痛，肝、脾未触及，移动性浊音阴性，肠鸣音 4 次/分。四肢关节无畸形，双下肢无水肿。

辅助检查：

血常规：白细胞 1.6×10^9/L，淋巴细胞绝对值 0.41×10^9/L，网织红细胞绝对值 0.027×10^9/L，网织红细胞百分比 0.75%，血红蛋白 102g/L，血小板 110×10^9/L。

血沉 55mm/h。

生化：白蛋白 31.1g/L，肝功能、肾功能、电解质正常。

DIC 全套：正常。

免疫学指标：IgG 2120.0mg/dl，IgA 439.0mg/dl，补体 C_3 32.00mg/dl，补体 C_4 4.62mg/dl，Coombs 试验（＋）、抗心磷脂抗体（－）。

甲状腺系列：FT3 3.34ng/ml，FT4 0.53ng/ml，TSH 33.03μIU/ml。ATG >2366U/ml，ATPO 630.6U/ml。

甲状腺超声：甲状腺弥漫性改变。

胸部 CT：左上叶前段及左下叶结节，性质待定，建议 1 个月复查。

腹盆平扫＋增强＋小肠重建：十二指肠、直肠、乙状结肠多发肠壁增厚、水肿，炎症性？十二指肠水平部中段腔内结节，增大的十二指肠乳头？腹盆腔积液，肠系膜脂肪间隙模糊（图82、图83）。

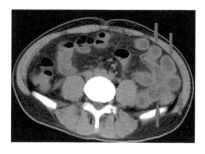
图82　腹部 CT 结肠肠壁增厚水肿，可见靶形征

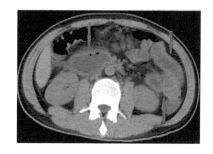
图83　腹部 CT 十二指肠肠壁增厚水肿

诊疗经过：

患者转入风湿科后，考虑患者青年男性，亚急性病程，以腹痛为首发症状，辅助检查提示肠壁炎症，同时发现血液系统损伤（白细胞最低 1.62×10^9/L），肾脏损伤［尿蛋白定性（＋＋＋），定量 1.28g/24h］，免疫学多抗体阳性，ANA ＋1：320，抗 dsDNA 抗体阳性，抗 Sm 抗体阳性，抗 RNP 抗体阳性，低补体血症，诊断为系统性红斑狼疮活动期明确，累及血液、肠道、肾脏，予甲强龙 40mg 静脉滴注，每日 1 次治疗 3 天，仍有腹痛，并出现排便次数增多（3～5）次/天，排黄色稀便，考虑与小肠壁炎症、水肿有关，将甲强龙加至 80mg，每日 1 次，同时加用环磷酰胺 0.6g，每周一次，以及培菲康、整肠生调节肠道菌群等治疗，一周后患者腹痛好转，腹泻消失。入院后请内分泌科会诊考虑桥本甲状腺炎，甲状腺机能减退，予口服甲状腺素片 50μg 替代治疗。2 周后复查血白细胞 2.44×10^9/L，淋巴细胞绝对值 0.52×10^9/L，血红蛋白 96g/L，血小板 153×10^9/L，血沉 18mm/h，免疫球蛋白 IgG 1830mg/dl，补体 C_3 30.7mg/dl，补体 C_4 3.72mg/dl，尿蛋白（±），24 小时尿蛋白定

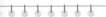

量 1.06g。患者出院回老家，继续口服醋酸泼尼松 60mg 每日 1 次 + 环磷酰胺 100mg 每日 1 次治疗，电话随访病情稳定，激素逐渐减量。

最终诊断： 系统性红斑狼疮，狼疮相关肠系膜血管炎，狼疮性肾炎，白细胞减少，贫血（轻度），桥本甲状腺炎，甲状腺功能减低。

病例分析

本例患者为青年男性，临床表现为腹痛，入院后完善检查发现存在系统损伤：①血液系统：WBC 1.62×10^9/L，淋巴细胞绝对值 0.41×10^9/L；②肾脏系统：尿蛋白（+++），24 小时尿蛋白定量 1.28g；③血清多抗体阳性：ANA +1：320（均质型，斑点型），抗 dsDNA 抗体阳性，抗 Sm 抗体阳性，抗 RNP 抗体阳性；④低补体血症：补体 C_3 32.00mg/dl，补体 C_4 4.62mg/dl。根据 1997 年美国风湿病学会（ACR）修订的系统性红斑狼疮（systemic lupus erythematosus，SLE）分类标准该患者符合 11 项中的 4 项，诊断系统性红斑狼疮明确。2017 年为提高 SLE 的早期诊断，欧洲风湿病联盟和美国风湿病学会（EULAR/ACR）共同推出了 SLE 新分类标准，总分≥10 分可以分类诊断 SLE，该患者评分为 17 分。

系统性红斑狼疮在男性发病率低，男女比例约为 1：9，男性患者通常病程较长，发病到诊断的时间较长，出现蝶形红斑、脱发等临床表现较女性少见，而肾脏受损较女性多见，因此男性 SLE 起病隐匿，病情不典型，误诊率高，预后差，死亡率高。此例患者以腹痛起病，无 SLE 相关皮肤黏膜表现，因此均在多家医院消化科就诊，以致诊断时间较长，而诊断时已经出现肾损伤、血液系统受累，符合文献报道男性SLE的特点。这例患者诊断后应用激素及环磷酰胺治疗后，临床症状、指标明显好转，治疗效果明显，这与患者正确诊断、及早用药有关。

肠系膜血管炎是SLE中少见但是严重的消化道受累表现，国内的一项最新荟萃分析结果显示，SLE相关肠系膜血管炎84.8%表现为腹痛，其次为恶心呕吐、腹泻、腹胀等，严重者可出现肠梗阻、肠穿孔，可导致死亡。多数患者腹部CT提示肠壁水肿、增厚，可见靶形征（双晕征）或栅栏征，且合并腹腔积液或盆腔积液，91.5%对激素及免疫抑制剂治疗有效。此例患者以腹痛起病，腹部CT符合肠系膜血管炎表现，临床特点较为典型，提示广大内科医生，遇到难以诊断的腹痛患者，需警惕SLE相关肠系膜血管炎这种少见疾病。

有文献报道，SLE伴发桥本甲状腺炎的发生率为12.6%，远高于正常人群。SLE伴发自身免疫性甲状腺病的患者甲状腺自身抗体（TgAb、TPOAb）的阳性率高于普通SLE患者，但是与SLE病情活动无关。此例患者无甲状腺疾病相关症状及临床表现，但是甲状腺功能、甲状腺自身抗体均阳性，符合SLE合并桥本甲状腺炎、甲状腺功能减退，针对性治疗后时间较短，未复查相关指标。近些年在多个风湿免疫系统疾病中均报道甲状腺疾病的发病率较高，因此建议临床医生遇到SLE等自身免疫病患者，要常规筛查甲状腺疾病。

病例点评

这是一例中年男性患者，并非SLE的常见性别。以腹痛起病，无皮肤黏膜、关节肌肉等症状，没有出现SLE的常见表现。但当常规胃镜、肠镜无阳性发现，消化科疾病难以解释时，应考虑到风湿

笔记

免疫病。该患者最终结合全身特点及实验室检查诊断为 SLE，充分体现了 SLE 的特点——常常累及多个系统和 SLE 的异质性，每个个体的表现均不一致。这例患者最初就诊于消化科，影像学提示确实存在肠道病变，但是并非消化科疾病可以解释，给消化科医生的诊断带来困难。患者辗转 3 家医院，最后来到我院消化科，针对疑难病例，我院消化科医生考虑到要排查风湿免疫系统疾病的可能，并很快得到实验室结果，因此这例患者到了我院很快确诊并转至风湿科予专科治疗。尽早应用激素和免疫抑制剂治疗对于 SLE 累及肠系膜血管炎的预后有着重要的影响，越早应用，病情越可能得到有效控制。因此，这例病例提醒我们，在常规疾病不能解释的临床表现的病例，要结合全身特点，警惕自身免疫疾病可能。

参考文献

1. Hwang J, Lee J, Ahn J K, et al. clinical characteristics of male and female Korean patients with systemic lupus erythematosus：a comparative study. Korean J Intern Med, 2015, 30 (2)：242 - 249.

2. 刘晓波，高子夜，杨公利，等. 271 例狼疮性肠系膜血管炎患者的临床特征分析. 临床消化病杂志，2017, 29 (6)：366 - 369.

3. Posselt R T, Coelho V N, Skare T L. hashimoto thyroiditis, anti - thyroid antibodies and systemic lupus erythematosus. Int J Rheum Dis, 2018, 21 (1)：186 - 193.

笔记

022

多关节肿痛 – 类风湿结节 – 肺间质病变 – 类风湿 关节炎达标治疗

病历摘要

患者，女性，59 岁。主因"全身多关节疼痛 17 年，加重伴睡眠障碍 1 月余"于 2017 年 6 月 21 日入院。

现病史： 患者 17 年前无明显诱因出现双手第 1～第 5 近端指间关节、第 1～第 5 掌指关节、腕关节、肩关节、膝关节肿痛，左右对称，伴晨僵，持续约 30 分钟，无脱发、皮疹、光过敏，无口干、眼干、雷诺现象等，就诊于外院，检查示类风湿因子（RF）升高，诊断类风湿关节炎，未系统诊治及治疗，间断服用止痛药治疗。12 年前于积水潭医院行左肘关节肿物切除术，术后病理提示类风湿结节。7 年前患者因多关节肿痛加重，伴口干、眼干就诊于我院门诊，化验 RF 60.7KIU/L，抗角蛋白抗体（AKA）阳性，抗核周因子

笔记

（APF）阴性，唇腺活检：腺泡萎缩，间质灶状淋巴细胞浸润
（>50个）。诊断类风湿关节炎，继发干燥综合征，曾予甲氨蝶呤治
疗后因严重胃肠道不良反应停用，后予来氟米特20mg每日1次，
联合雷公藤20mg每日3次口服治疗。患者未规律服药，症状反复
出现，于我院及301医院不规律随诊。5年前症状加重再次就诊我
院，胸CT发现肺间质病变。1年前，患者受凉后再次出现全身多
关节肿痛，性质、程度与前相似，入我院住院治疗，予来氟米特
20mg每日1次、雷公藤20mg每日3次、洛索洛芬钠片60mg每日3
次等治疗后好转出院，出院后症状好转，患者自行减药或停药。近
1个月来患者再次出现双肩、肘、腕、髋、膝关节对称性疼痛，伴
晨僵和关节活动障碍，右足背伸侧有直径2厘米左右类风湿结节，
同时伴有严重睡眠障碍，现为进一步诊治入院。

既往史： 肝多发囊肿20余年。9年前因急性胆囊炎行胆囊切除
术。白内障、青光眼8年。血脂代谢异常7年。浅表性胃炎、反流
性食管炎5年。陈旧性脑梗死病史5年，未遗留明显肢体活动障碍
及感觉异常，间断服用阿司匹林抗血小板治疗。高血压3年，抑郁
症3年。否认糖尿病史、肝炎史、结核史及输血史。月经及婚育史
无特殊，否认家族相关遗传病史。

入院查体： 体温36.6℃，脉搏82次/分，呼吸18次/分，血压
136/84mmHg。神清，状可，皮肤黏膜无黄染，右足背伸侧有直径2
厘米左右类风湿结节。全身皮肤未见皮疹、紫癜、出血点。全身浅
表淋巴结未及肿大。双肺呼吸音粗，双下肺可闻及爆裂音。心率82
次/分，律齐，各瓣膜听诊区未闻及病理性杂音，未闻及心包摩擦
音。腹软，无压痛，肝、脾肋下未及，肠鸣音4次/分。双肩关节、
双肘关节、双腕关节、双膝关节压痛（+），双腕关节肿胀（+），
伴活动受限。双下肢无水肿。

辅助检查：

血常规：白细胞 WBC 6.4×10^9/L，淋巴细胞绝对值（LY）0.77×10^9/L，血红蛋白 120g/L。

血沉：69mm/h，CRP：34.3mg/L。

肝功能、肾功能均正常。

免疫性指标：RF 123KIU/L，抗 CCP 抗体 355.9U/ml，免疫球蛋白 IgG 1170mg/dl，间接免疫荧光法 ANA 1∶160（均质型），ENA（−），ANCA（−）。

结核感染 T 细胞检测：阴性。

肿瘤标志物：阴性。

乙肝五项及丙肝抗体均阴性。

骨密度：T Score 腰椎 −1.4～−1.7（表1），髋关节 −0.6～−2.3（表2），提示骨量减少。

表1　腰椎骨密度

Region	Area（cm²）	BMC（g）	BMD（g/cm²）	T score	PR（%）	Z score	AM（%）
L1	13.11	9.88	0.753	−1.6	81	−0.4	95
L2	13.81	12.01	0.870	−1.4	85	−0.1	98
L3	14.97	13.5	0.902	−1.7	83	−0.3	97
L4	16.46	15.77	0.958	−1.4	86	0.0	100
Total	58.36	51.16	0.877	−1.5	84	−0.2	97

双手正位相：双手诸骨骨质稀疏及骨质增生，诸掌指骨骨质内见多发小囊性变灶，双腕关节间隙狭窄（图84）。

胸 CT：双肺磨玻璃密度影，间质病变可能（图85）。

腮腺核素扫描：双侧腮腺摄取和分泌功能受损（图86、图87）。

表2　髋关节骨密度

Region	Area (cm^2)	BMC (g)	BMD (g/cm^2)	T score	PR (%)	Z score	AM (%)
Neck	5.15	3.37	0.655	−1.7	77	−0.5	92
Troch	10.30	6.51	0.632	−0.7	90	0.1	102
Inter	15.65	15.65	1.000	−0.6	91	0.0	100
Total	31.10	25.53	0.821	−1.0	87	−0.1	99
Ward's	1.28	0.60	0.468	−2.3	64	−0.3	92

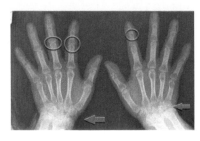

图84　双手掌骨、指骨正位相

注：左手第2、第3掌骨及近节指骨、右手第2近节指骨内多发囊性变，双腕关节间隙变窄

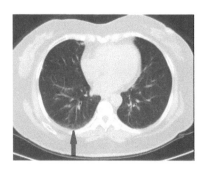

图85　胸CT示右下肺间质病变

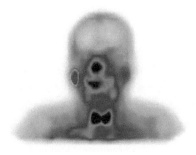

图86　腮腺核素扫描

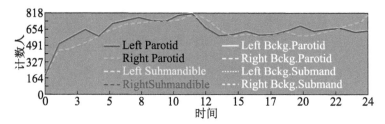

图87　腮腺摄取和分泌曲线

诊疗经过：患者入院后结合症状、体征及化验检查结果，考虑类风湿关节炎诊断明确，评估病情：DAS28 评分 5.85 分（＞5.1 分为高度活动），考虑患者类风湿关节炎处于活动期，调整治疗方案为来氟米特 20mg 每日 1 次、雷公藤 20mg 每日 3 次、艾拉莫德 20mg 每日 2 次治疗，同时予云克输注治疗，患者好转后出院。出院后规律门诊随诊，4 个月后患者仍有双肩、双膝关节疼痛，复查 RF 23.7KIU/L，CRP 5.74mg/L，血沉 34mm/h，肝功 ALT 75U/L，AST 55U/L，调整方案：停用雷公藤，改为来氟米特 10mg 每日 1 次、艾拉莫德 20mg 每日 2 次、依那西普 50mg 每周一次皮下注射治疗，3 个月后依那西普减量至 25mg，每 2 周一次，维持治疗，6 个月后患者关节疼痛基本消失，2018 年 5 月复查 RF 11.9KIU/L，CRP 0.74mg/L，血沉 14mm/h，肝功 ALT 9U/L，AST 14.3U/L，DAS28 评分 2.11 分（＜2.6 提示疾病缓解）。

最终诊断：类风湿关节炎，继发干燥综合征，继发肺间质病变，高血压，血脂代谢异常，反流性食管炎，陈旧脑梗死，抑郁症。

病例分析

患者中老年女性，慢性病程，全身多关节肿痛起病，≥10 个关节，有手部小关节受累，伴晨僵，关节受累为对称性，病程中出现类风湿结节，RF 阳性，抗 CCP 抗体阳性，手部 X 线提示掌指骨骨质内多发囊性变，关节间隙变窄，根据 1987 年美国风湿病学会（ACR）的类风湿关节炎（RA）分类标准患者符合 7 条中的 6 条标准，根据 ACR/EULAR 2010 年 RA 分类标准，患者评分为 10 分，均可诊断为类风湿关节炎。这是一例典型的 RA 患者，女性（类风湿关节炎男女患病比例约 1 : 4），42 岁起病（30～50 岁为发病高峰），临床症状典型（多关节受累，手关节受累，有类风湿结节），血清学抗体阳性（RF 阳性，AKA 阳性，抗 CCP 抗体阳性），诊断较容易，此患者类风湿关节炎诊断很早，但是治疗效果一直不满意。

类风湿关节炎的治疗以药物治疗为主，近些年随着发病机制的深入研究，出现了很多新的治疗药物，依据药物发展的时间及原理，类风湿关节炎治疗药物共分为五类：第一类是非甾体抗炎药物（nonsteroidal anti‐inflammatory drugs，NSAIDs），包括双氯芬酸、美洛昔康、塞来昔布等，主要作用为消炎止痛，对骨质破坏没有作用；第二类是糖皮质激素，主要作用也是抗炎止痛，长期应用可出现感染、骨质疏松、血压升高、血糖升高等不良反应，目前多为小剂量、短疗程使用，或者局部注射；第三类是改善病情药，又称慢作用抗风湿病药（disease modifying anti‐rheumatic drugs，DMARDs），包括甲氨蝶呤、来氟米特、艾拉莫德等，主要作用为抑制滑膜炎症、阻止疾病进展；第四类是以肿瘤坏死因子 α（TNF‐α）抑制剂为主的早期生物制剂，包括依那西普、英夫利昔单抗、阿达木单抗等，这类药物在抗炎止痛的同时，具有抑制骨破坏的作用；第五类为直接针对 T 细胞发生作用的新型生物制剂，如阿巴西普。此患者的治疗过程体现了类风湿关节炎治疗药物的发展史，最初 NSAIDs 对症治疗，后开始传统 DMARDs 治疗（来氟米特），在一线治疗药物反应不佳、不良反应出现的前提下，我们加用了生物 DMARDs 治疗（依那西普），最终疾病得到控制，类风湿关节炎实现达标治疗。此患者前期依从性差也导致治疗效果较差，因此早期 DMARDs 治疗、联合治疗、患者遵循治疗均对治疗效果起着关键作用。

笔记

随着现代医学模式从生物模式向生物－心理－社会医学模式的转变，心理社会因素在疾病中的作用日益受人们重视。类风湿关节炎通常病程较长，病情反复发作，致残率高，因此患者普遍存在着不同程度的心理问题。国外有数据表明，RA 患者的抑郁症发病率在 14% ~41.2% 。RA 伴发抑郁症的患者中，以关节功能差（Ⅲ ~Ⅳ级）及病程超过 2 年者居多。关节疼痛、害怕残疾或已经面对残疾、生活不能自理、经济损失、工作能力下降、社交活动和关系的改变，以及在治疗过程中药物严重不良反应的影响，给 RA 患者带来的精神压力是造成抑郁症发生的原因之一。此例患者在我院住院时已有轻度抑郁症，时常出现抑郁焦虑情绪，查房时表现出过度担心自己疾病活动程度，以及出院后病情反复，我们针对患者心理问题进行干预，如住院期间加强患者教育，让患者正确认识疾病及进程，多鼓励患者配合治疗，树立战胜疾病的信心，出院后预约门诊规律就诊，坚持药物治疗，经过 10 个月的规律治疗，患者类风湿关节炎得到了控制，达到临床缓解，随着疾病的缓解，患者精神状态明显改善，每两周开心愉快地复诊取药，目前仍在规律随诊中。

📋 病例点评

这是一例典型的类风湿关节炎病例，诊断较容易，但是治疗过程中患者不能坚持规律用药导致疾病反复发作，治疗不达标。随着病程的延长，患者会出现关节畸形、内脏损伤、合并出现其他风湿病，同时长期的躯体疼痛折磨又会带来新的心理问题。因此，医生在诊断治疗的过程中，不光要判断疾病状态、合理用药，还要关心患者的心理状况，这就是所谓的生物－心理－社会医学模式。近些年对类风湿关节炎的认识在不断提高，2018 年中华医学会风湿病学

笔记

分会推出了新的类风湿关节炎诊疗指南,类风湿关节炎的诊断和治疗越来越规范。长期的达标治疗是风湿科医生追求的新目标,为了达到这一目标需要医生适时合理地用药、密切地监测,同时加强对患者的宣教,提高患者的依从性,从而达到疾病的缓解和控制,最终战胜疾病。

参考文献

刘雪涛,李庆. 类风湿关节炎治疗药物进展,现代生物医学进展,2015,15 (6):1171 – 1173,1014.

023
反复口腔溃疡、外明肛周溃疡、
肠道溃疡－白塞病

病历摘要

患者，男性，26 岁，主因"反复口腔溃疡 1 年，外阴、肛周溃疡 3 个月"于 2018 年 11 月 13 日入院。

现病史：患者 1 年前无明显诱因出现反复口腔溃疡，为多发溃疡，伴疼痛，迁延不愈，未予特殊诊治。3 个月前出现阴茎、肛周溃疡，伴午后低热，体温波动在 37.2～37.5℃，不伴虹膜炎、结膜炎、视网膜炎，不伴结节红斑、痤疮样皮疹、关节肿痛，不伴脱发、光过敏、雷诺现象，不伴腹痛、腹泻、便秘等。2 天前就诊于我院风湿科门诊，疑诊白塞病，予以康复新液、消脱止片对症治疗，患者阴茎、肛周溃疡症状较前稍缓解，仍有多发口腔溃疡，现为进一步诊治收住院。

笔记

患者自发病以来，神志清楚，饮食欠佳，睡眠正常，大便 2~3 次/天，为黄色不成形便，小便正常，近 1 年体重下降 7kg。

既往史： 2 年前行右肩关节脱臼修复术，2 年前行痔疮术，3 个月前体检发现左侧甲状腺结节。

入院查体： 体温 36.5℃，脉搏 79 次/分，呼吸 18 次/分，血压 115/60mmHg，神清，精神可，上下唇黏膜、颊黏膜、牙龈、上颚可见多发溃疡，直径 0.5~1cm 不等。双肺呼吸音清，未闻及干湿性啰音。心前区无异常隆起及凹陷，心律齐，各瓣膜听诊区未闻及心脏杂音。腹软，无压痛、反跳痛、肌紧张。阴茎、肛周可见多发溃疡，直径 1~2cm 不等。双下肢无水肿。

辅助检查：

血常规：白细胞 9.13×10^9/L，中性粒细胞百分比 56.6%，血红蛋白 162g/L，血小板 352×10^9/L。

血沉：41mm/h。

生化：肝功能、肾功能、电解质正常。

便常规：未见异常，便潜血阴性。

便培养：未见异常。

便球/杆比例：多数革兰阴性杆菌，少数革兰阳性球菌。

乙肝五项、丙肝抗体、艾滋病毒抗体、梅毒螺旋体抗体未见异常。

抗结核抗体阴性，结核感染 T 细胞检测未见异常。

间接免疫荧光法 ANA、ENA、ANCA 均阴性。类风湿因子正常。免疫球蛋白 IgG 2130mg/dl，IgA 576mg/dl，补体 C_3、补体 C_4 正常。

胸部 CT：左肺上叶尖后段混合磨玻璃密度结节，建议 3 个月后复查。

腹部彩超：肝、胆、胰、脾、肾未见占位。

甲状腺彩超：甲状腺多发囊肿，TI-RADS 2 类。

肾动脉彩超：双肾动脉血流未见明显异常。

锁骨下动脉彩超：双侧锁骨下动脉可显示段血流通畅。

上肢动脉血管彩超：双上肢动脉血流通畅。

下肢动脉血管彩超：双下肢动脉血流通畅，双下肢深静脉血流通畅。

电子胃镜：慢性浅表性胃炎。

电子结肠镜：横结肠肛侧以下可见多发纵行溃疡及黏膜糜烂，部分表面覆黄白苔，较长者约 3cm，呈跳跃式分布，以降结肠、乙状结肠及直肠为著，溃疡周围黏膜尚光滑（图 88 ~ 图 90）。

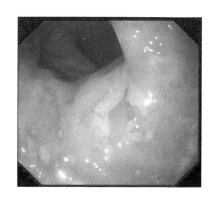 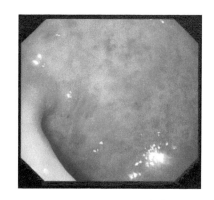

图 88　结肠镜多发溃疡　　　　图 89　结肠镜肠黏膜糜烂

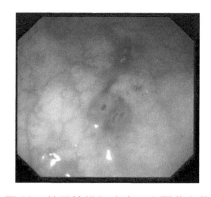

图 90　结肠镜纵行溃疡，上覆黄白苔

乙状结肠病理回报（图91）：结肠黏膜组织呈慢性炎，伴淋巴组织增生，未见典型克罗恩病改变，取材表浅，血管不明显，结合临床考虑白塞病可能性大。

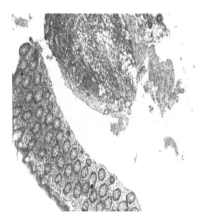

图91　乙状结肠病理呈慢性炎（HE 染色，10 倍）

诊疗经过：入院后结合患者症状、体征及肠镜结果，考虑诊断为"白塞病"，并累及口腔、肠道、肛周等，完善血管彩超，未发现有血管受累。治疗上予甲泼尼龙 24mg 每日 1 次、柳氮磺吡啶 0.25g 每日 2 次、秋水仙碱 0.5mg 每日 3 次、沙利度胺 25mg 每晚一次治疗，同时予以碳酸钙片、骨化三醇补钙、利塞磷酸钠预防骨质疏松治疗，经治疗后患者口腔、阴茎及肛周溃疡较前明显改善，复查 ESR 6mm/h，免疫球蛋白 G（IgG）1880.0mg/dl，免疫球蛋白 A（IgA）486.0mg/dl，病情平稳后出院。出院应用激素 1 个月后规律减量，柳氮磺胺吡啶逐渐加量至 1.0g，每日 2 次，出院 40 天复诊，口腔、阴茎及肛周溃疡均已愈合，无新发溃疡出现。

最终诊断：白塞病，白塞肠病，慢性浅表性胃炎，痔疮术后。

病例分析

患者青年男性，慢性病程，反复多发口腔溃疡，同时伴外阴、肛周溃疡，结肠镜提示多发纵行溃疡，根据 2014 年国际白塞病小组制定的国际诊断标准（International Criteria for Behcet's Disease, ICBD）此患者评分为 4 分，可诊断为白塞病（≥4 分）。

白塞病是一种慢性全身性血管炎症性疾病，主要表现为复发性口腔溃疡、生殖器溃疡、眼炎及皮肤损伤，也可累及血管、神经系统、消化道、关节、肺、肾、附睾等器官。根据其对内脏系统的损伤可分为血管型、神经型、胃肠型等。此患者肠镜提示结肠多发纵行溃疡，呈跳跃式分布，以降结肠、乙状结肠及直肠为著，考虑存在白塞肠病。白塞病累及胃肠道伴有胃肠道出血、穿孔、溃疡等称为胃肠型白塞病，又称白塞肠病。白塞肠病的发生率为 2.8% ~60%，肠道病变主要有两种形式：小血管病变主要导致溃疡，大血管病变导致缺血和梗死。白塞肠病可累及整个消化道，最常累及回盲部和结肠。溃疡通常为阿弗他溃疡或不规则溃疡，纵行溃疡罕见，纵行溃疡较易穿透浆膜导致穿孔、瘘管形成或出血，直肠和肛门病变较罕见。

此患者肠道溃疡以结肠为主，为纵行溃疡，而且出现肛周溃疡，因此在白塞肠病中属于少见且相对较重类型，患者应用激素及免疫抑制剂治疗后效果较好，溃疡很快愈合。白塞肠病的治疗主要为激素及免疫抑制剂，对于激素依赖或抵抗的患者可以考虑 TNF－α 的单克隆抗体治疗。尽管应用了激素和免疫抑制剂，白塞肠病的 2 年和 5 年复发率仍很高（分别为 24.9% ~28% 和 43% ~49%），此患者应用激素及免疫抑制剂治疗后效果较好，目前仍在密切随访，警惕复发可能。

🩺 病例点评

本例为典型的白塞病、白塞肠病患者，发病年龄较轻，症状较

笔记

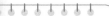

重，临床表现为反复口腔溃疡、肠道多发纵行溃疡及肛周溃疡，存在着溃疡继发感染、肠道溃疡穿孔等潜在风险，因此及时明确诊断、早期有效的治疗至关重要。白塞病除肠道外常累及血管动静脉、中枢神经系统，诊断后应注意筛查。此患者无神经系统表现，血管检查未发现静脉炎及动、静脉血栓形成等，因此不考虑神经白塞、血管白塞等可能，但在以后的病程中应加以关注。患者白塞病、白塞肠病，对激素、免疫抑制剂治疗效果满意，应密切随访，激素逐渐减量，若激素依赖可考虑 TNF - α 的单克隆抗体治疗。

参考文献

1. Davatchi F, Assaad - Khalil S, Calamia K T, et al. The International Criteria for Behçet's Disease（ICBD）：a collaborative study of 27 countries on the sensitivity and specificity of the new criteria. J Eur Acad Dermatol Venereol, 2014, 28（3）：338 - 347.

2. Skef W, Hamilton M J, Arayssi T, et al. Gastrointestinal Behcet's disease：A review. World J Gastroenterol, 2015, 21（13）：3801 - 3812.

3. 李文文，保志军. 肠白塞病治疗的研究进展. 国际消化病杂志, 2014, 34（4）：234 - 237.

024

混合性结缔组织病转化为
类风湿关节炎

病历摘要

患者，女性，67 岁，主因"双手遇冷变色 14 年，双手近端指间关节肿痛 7 个月，加重 10 天"于 2017 年 7 月 10 日入院。

现病史：患者 14 年前出现双手遇冷后手指变白，继而发绀，常从指尖开始，以后波及整个手指，伴有局部冷、麻、针刺样疼痛，持续 3 分钟后上述症状自行缓解，皮肤转为潮红而伴有烧灼感，然后转为正常色泽。不伴口干、眼干、口腔溃疡，不伴光过敏、脱发、皮疹，不伴关节肿痛、肌痛等，就诊于外院，考虑雷诺综合征，具体治疗不详。9 年前患者无明显诱因出现干咳，无痰，就诊于外院，行胸部 CT 检查结果示肺间质纤维化，完善相关检查，考虑混合性结缔组织病，予甲泼尼龙 20mg，每日 1 次，后逐渐减量

笔记

165

至 4mg 每日 1 次维持。7 月前患者无明显诱因出现双手第 1～第 5 近端指间关节疼痛，伴肿胀、压痛及晨僵，晨僵持续约 1 小时，就诊于外院，完善相关检查示类风湿因子 775IU/ml，血沉 71mm/h，超敏 C 反应蛋白 7.74mg/L，免疫球蛋白 IgG 19.60g/L，IgA 6.43g/L，考虑类风湿关节炎，予硫酸羟氯喹控制病情，症状好转后患者自行停用。10 天前患者出现咳嗽、咳黄色黏液痰，双手第 1～第 5 近端指间关节、第 3～第 4 掌指关节、双肩、双膝关节肿痛，左侧中指近端指间关节屈曲不能伸直，双足背及足趾末端皮肤青紫，于我院呼吸科住院治疗，查血 WBC 10.36×10^9/L，GR 85%，完善胸部 CT 示双肺间质性肺炎、左肺上叶前段可见条索影。考虑双肺感染、双肺肺间质纤维化，予氨曲南及化痰、止咳对症治疗，咳嗽、咳痰较前明显好转，双手关节肿痛无明显好转，查类风湿因子 443KIU/L，血沉 91mm/h，超敏 C 反应蛋白 17mg/L，间接免疫荧光 ANA 1∶640（斑点型），免疫斑点法抗 RNP 抗体阳性，免疫印迹法抗 RNP 抗体 +22，28，29，32，70KD，免疫球蛋白 IgG 2310.0mg/dl，现为进一步治疗转入风湿科。

既往史：子宫多发肌瘤 2 个月；胆囊结石 10 天。余无特殊病史。

入院查体：体温 36.5℃，脉搏 70 次/分，呼吸 18 次/分，血压 100/60mmHg。神清，状可，全身皮肤未见皮疹、淤斑、皮下结节，全身浅表淋巴结未触及。颈软，无抵抗，气管居中，甲状腺未触及。胸廓对称，双肺可闻及爆裂音，未闻及胸膜摩擦音。心率 70 次/分，律齐，各瓣膜听诊区未闻及心脏杂音，未闻及心包摩擦音。腹软，无压痛、反跳痛、肌紧张，未触及包块，肝、脾未触及。脊柱无畸形，无压痛、叩击痛，脊柱活动无障碍。双手第 3 近端指间关节、左手第 3 掌指关节肿胀，双膝关节肿胀，双手第 3～第 4 近端指间关节、第 3 掌指关节压痛（＋），双膝浮髌试验（＋）。双下肢无水肿，双足背及足趾末端皮肤青紫。四肢肌力、肌张力正常。双下肢无水肿。

辅助检查：

血常规：白细胞（WBC）4.20×10^9/L，红细胞（RBC）3.06×10^9/L，血红蛋白（HGB）93g/L，网织红细胞绝对值 0.0368×10^{12}/L，网织红细胞百分比 1.21%，血小板（PLT）174×10^9/L。

尿、便常规正常。

生化：肝功能、肾功能、电解质正常。

ESR 105mm/h，CRP 25.20mg/L。

贫血相关化验：血清铁 7.24μmol/L（7.8～32.3μmol/L），总铁结合力 39.91μmol/L（48.3～60μmol/L），维生素 B_{12} >1500pg/ml（<190pg/ml 有意义），叶酸 11.36ng/ml（3.1～19.9ng/ml），铁蛋白 115.00ng/ml（11～306ng/ml）。

肿瘤标志物：CA12－5 43.06u/ml（0～35u/ml），CA19－9 74.68u/ml（0～35u/ml），CA－50 28.57ng/ml（0～25ng/ml）。

免疫学化验：RF 468KIU/L，抗 CCP 抗体 485.9U/ml，抗角蛋白抗体（AKA）阳性，抗核周因子抗体（APF）阳性，免疫球蛋白 IgG 2060mg/dl，IgA 527mg/dl，间接免疫荧光法抗核抗体（ANA）＋1∶640（斑点型），免疫斑点法抗 RNP 抗体阳性，免疫印迹法抗 RNP 抗体＋22，28，29，32，70KD，ANCA 阴性。

骨密度：T Score 腰椎 －0.5～－1.4（表 3），髋关节 －1.0～－3.0（表 4），结果示严重骨质疏松。

双手 X 线：双手骨质增生、骨质疏松，局部骨质密度不均，可见多发斑点状密度减低区，双手部分关节间隙稍变窄（图 92）。

表3 腰椎骨密度

Region	Area (cm²)	BMC (g)	BMD (g/cm²)	T score	PR (%)	Z score	AM (%)
L1	12.63	10.56	0.836	−1.4	84	0.3	104
L2	12.92	11.48	0.889	−1.3	86	0.6	108
L3	16.65	16.11	0.967	−1.1	89	0.9	112
L4	11.43	11.47	1.004	−0.5	95	1.5	120
Total	53.64	49.63	0.925	−1.1	88	0.8	110

表4 髋关节骨密度

Region	Area (cm²)	BMC (g)	BMD (g/cm²)	T score	PR (%)	Z score	AM (%)
Neck	4.17	2.71	0.651	−1.8	77	−0.2	97
Troch	8.21	4.91	0.598	−1.0	85	0.1	102
Inter	17.40	14.25	0.819	−1.8	74	−0.7	88
Total	29.78	21.88	0.735	−1.7	78	−0.4	94
Ward's	1.14	0.44	0.384	−3.0	52	−0.6	84

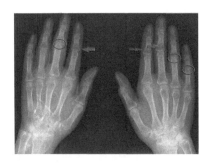

图92 双手正位相：双手骨质增生、骨质疏松，部分关节间隙变窄

双足X线：双足骨质疏松，关节间隙正常，双侧跖骨远端、第1远节趾骨边缘骨质内可见小囊状低密度灶。双足周围软组织略肿（图93）。

胸部CT：双肺间质性肺炎，符合寻常型间质性肺炎（UIP）改

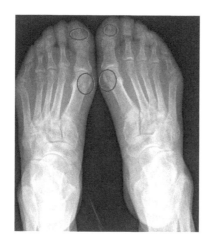

图 93　双足正位相：片双足骨质疏松，骨质内小囊状低密度灶

变（图 94）。左肺上叶前段可见条索影和小结节，肺气肿，双腋下多发淋巴结，胸椎退行性改变可能。

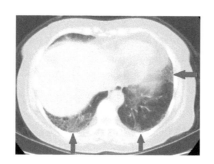

图 94　胸部 CT 双肺间质性肺炎

腹部超声：胆囊附壁结石。

诊疗经过： 入院后根据患者症状及实验室检查，类风湿关节炎诊断成立（1987 年 ACR 的 RA 分类标准患者符合 7 条中的 6 条标准；EULAR／ACR 2010 年 RA 分类标准患者评分为 10 分）。考虑患者混合性结缔组织病已转化为类风湿关节炎，DAS28 评分 6. 37 分（＞5. 1 提示疾病高度活动），处于活动期，合并肺间质病变、轻度贫血、严重骨质疏松，入院后予甲泼尼龙 24mg 每日 1 次、来氟米特 20mg 每日 1 次、羟氯喹 0. 2g 每日 2 次治疗，同时云克、鹿瓜多

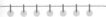
肽注射、萘丁美酮口服止痛治疗，碳酸钙、骨化三醇、鲑鱼降钙素抗骨质疏松等治疗，2 周后患者关节肿痛较前减轻，仍有双手第 3 近端指间关节肿胀，雷诺现象较前明显减轻，复查 ESR 67mm/h，IgG 1710mg/dl，RF 410KIU/L，DAS28 评分 5.44 分，患者出院。

患者出院后门诊规律复诊，甲泼尼龙逐渐减量至 8mg 每日 1 次维持，半年后关节肿痛全部消失，雷诺现象偶有发生，复查 RF 177KIU/L，ESR 23mm/h，IgG 1090mg/dl，DAS28 评分 2.77 分（<3.2 提示低疾病活动）。

最终诊断：混合性结缔组织病，类风湿关节炎，继发性间质性肺炎，严重骨质疏松。

病例分析

患者老年女性，慢性病程，临床表现多样，雷诺现象 14 年，肺间质病变 9 年，关节肿痛 7 个月，ANA 1∶640（斑点型）呈高滴度阳性，抗 RNP 抗体阳性，根据 Sharp 标准，患者符合 3 条主要标准（肺部受累，雷诺现象，抗 RNP 抗体阳性而抗 Sm 抗体阴性）和 2 条次要标准（贫血，关节炎），可诊断为混合性结缔组织病。混合性结缔组织病是一种伴有多种异常自身抗体的自身免疫性疾病，临床可以表现出系统性红斑狼疮（SLE）、多发性肌炎（PM）、硬皮病（SSc）、类风湿关节炎（RA）等疾病的临床症状，但又不能明确诊断为某一结缔组织病。

混合性结缔组织病是 Sharp 在 1972 年首次报道，目前国际上尚无特异性诊断标准和治疗规范，通常混合性结缔组织病的治疗参考其他结缔组织病，或者基于受累脏器的治疗。混合性结缔组织病预后相对较好，如果合并肺部、肾脏、胃肠道和中枢神经系统受累提示预后不佳，其中合并肺部受累预后最差，伴随高死亡率。挪威的一项纳入 135 例混合性结缔组织病患者的随访研究表明，肺间质病变的发生率为 41%，合并肺间质病变可导致肺功能下降和死亡风险增高。此患者混合性结缔组织病，继发肺间质病变，无肾脏、胃肠道和神经系统受累，有着预后不良的高危因素。

混合性结缔组织病的特点是存在高滴度斑点型 ANA 和抗 uRNP 抗体，并伴有雷诺现象，随着疾病进展最终可转为某一特定的结缔组织病。此例患者 7 个月前出现关节痛，根据 1987 年 ACR 的 RA 分类标准患者符合：①晨僵 > 1 小时；②≥3 个关节区的关节炎：近端指间关节、掌指关节、膝关节；③手关节炎；④对称性关节炎；⑤RF 阳性；⑥双手 X 线提示骨质疏松、骨质破坏、关节间隙变窄等；可以诊断类风湿关节炎。根据 ACR/EULAR 2010 年 RA 分类标准：①≥10 个关节并有小关节受累：5 分；②RF 或抗 CCP 抗体高滴度阳性：3 分；③ESR 或 CRP 增高：1 分；④滑膜炎持续时间 >6 周：1 分；患者评分为 10 分，可以诊断为类风湿关节炎。患者符合以上两个类风湿关节炎诊断标准，诊断明确，予激素、来氟米特、羟氯喹联合治疗半年后，达到低疾病活动度，治疗效果满意。

病例点评

本例为典型的结缔组织病病例，病程较长（>10 年），症状逐渐出现，疾病逐渐进展，最初诊断为雷诺综合征，后出现肺间质病变，诊断为混合性结缔组织病，最后发展为类风湿关节炎。这里提醒大家分清几个疾病概念：弥漫性结缔组织病、未分化结缔组织病、混合性结缔组织病。弥漫性结缔组织病是指可以累及内脏出现

笔记

多器官损伤的结缔组织病，包括系统性红斑狼疮、类风湿关节炎、干燥综合征、系统性硬化病、多发性肌炎和皮肌炎等。未分化结缔组织病是指在疾病早期阶段，存在一些非特异性共同表现，如雷诺现象、关节痛、肌痛、食管功能失调和 ANA 阳性等，但是并不能诊断某一确定的结缔组织病，称为未分化结缔组织病，其中35% 可以进展为某种弥漫性结缔组织病。混合性结缔组织病是一类血清中有高滴度的斑点型 ANA 和抗 uRNP 抗体，临床上有雷诺现象、滑膜炎、肌炎、双手肿胀等，且又不能诊断为某一明确的结缔组织病。未分化和混合性结缔组织病均可发展为某一明确的结缔组织病，但两者又不相同。混合性结缔组织病可以认为是从未分化结缔组织病中分离出来的一种特殊类型。

参考文献

1. 王文芳，邓丹琪．混合性结缔组织病的诊治．实用医院临床杂志，2013，10（1）：45 – 49.

2. Benjamin C，Carlo Alberto S，Rosaria T，et al．Mixed connective tissue disease：state of the art on clinical practice guidelines．RMD Open，2018，4（Suppl 1）：e000783.

3. Reiseter S，Gunnarsson R，Mogens Aalokken T，et al．Progression and mortality of interstitial lung disease in mixed connective tissue disease：a long – term observational nationwide cohort study．Rheumatology（Oxford），2018，57（2）：255 – 262.

笔记

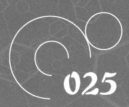

025
重叠综合征－类风湿关节炎
继发干燥综合征重叠皮肌炎

病历摘要

患者，女性，53 岁。主因"多关节肿痛 13 年，皮疹 8 个月，发热半月"于 2017 年 10 月 10 日入院。

现病史： 13 年前患者受凉后出现全身多关节对称性肿痛，以双手近端第 1 ~ 第 5 指间关节、第 1 ~ 第 5 掌指关节、腕关节、肘关节红肿疼痛明显，不伴晨僵、关节变形，不伴皮疹、发热、咽痛，不伴反复口腔溃疡、雷诺现象、肌痛，就诊于我院门诊，查类风湿因子、血沉升高（具体不详），诊断为"类风湿关节炎"，予双氯芬酸钠缓释胶囊、复方倍他米松等药物治疗后好转。此后患者未规律服药，后间断出现脱发、全身关节疼痛，不规律于我院门诊就诊，曾先后应用硫酸羟氯喹、雷公藤总甙片、甲氨蝶呤、来氟米特等治

173

疗，患者症状好转后自行停药。1年余前患者无明显诱因出现颞颌关节酸胀伴乏力，伴口干、眼干，于我院住院治疗，查 RF 10.6KIU/L，ESR 22mm/h，AKA（-），APF（-），ANA 1∶160（均质型、斑点型），腮腺核素：双侧腮腺摄取，以及排泄功能明显受损。唇腺活检：部分腺泡萎缩，间质散在及灶状淋巴细胞浸润（灶状淋巴细胞>50个），小导管增生伴扩张，诊断为类风湿关节炎、继发干燥综合征，予甲氨蝶呤 10mg 每周一次、来氟米特 20mg 每日 1 次、硫酸羟氯喹 200mg 每日 2 次、白芍总苷 2 粒每日 3 次联合治疗，患者症状好转后出院，因胃肠道反应停用甲氨蝶呤，规律应用其他药物治疗。8 月余前患者无明显诱因出现躯干、四肢、面部红色皮疹，大小不一，稍突出皮面，部分融合成片，伴有脱屑、瘙痒，以躯干、大腿为著，双手皮肤粗糙，"技工手"样改变，手足指（趾）甲边缘可见脱屑，间断双下肢肿胀，不伴吞咽障碍、咽痛、反复口腔溃疡，就诊于我院皮科，考虑皮炎，予依巴斯汀片、艾洛松乳膏、硼酸粉、哈西奈德溶液对症处理后患者自述症状减轻。6 月余前患者出现四肢肌无力，双下肢为著，未予诊治。半月前双下肢无力加重，行走障碍，伴发热体温最高达 39.5℃，就诊于北京电力医院，查血 WBC 13.7×10^9/L，GR 92.3%，HGB 98g/L，PLT 243×10^9/L，ALT 99U/L(7~40U/L)，AST 132U/L(13~35U/L)，K 3.14mmol/L，CK 1459U/L(25~175mmol/L)，LDH 597U/L(100~240U/L)，TNI 0.064ng/ml(0~0.026ng/ml)，CK-MB 48.7ng/ml(0~5ng/ml)，肌红蛋白>1200ng/ml(0~140ng/ml)，血清肌酶明显升高。胸 CT：双下肺少许炎性病变、心包积液。予抗感染治疗，仍有发热、咳痰、肌无力，为求进一步诊治收入我科。

既往史： 颈椎病病史 20 年。肝血管瘤病史 10 年余，2016 日 6 月 27 日行介入栓塞术治疗。十二指肠球炎 10 余年。高脂血症 10 余年，未规律诊疗。高血压病史 7 年，血压最高 180/120mmHg，规律服用替米沙坦氢氯噻嗪胶囊 1 片 qd 降压治疗，平素血压控制在 130/80mmHg。桥本甲状腺炎、甲状腺功能减低病史 3 年，口服甲状腺素片 87.5μg qd 治疗。月经及婚育史无特殊。

入院查体： 体温 36.9℃，脉搏 89 次/分，呼吸 18 次/分，血压 115/62mmHg。神清，状弱，躯干、四肢、面部散在红色皮疹，大小不一，稍突出皮面，部分融合成片，伴有脱屑、瘙痒，以躯干、大腿为著，双手"技工手"样改变，手足指（趾）甲边缘可见脱屑。无皮下结节、出血点、蜘蛛痣。全身浅表淋巴结未触及肿大。双肺呼吸音粗，未闻及干、湿性啰音，未及胸膜摩擦音。心律齐，心音可，各瓣膜听诊区未闻及杂音、额外心音及心包摩擦音。腹软，无压痛、反跳痛及肌紧张，肝、脾肋下未及，肠鸣音 3 次/分。双下肢无水肿。四肢关节无肿胀变形及活动障碍。双上肢肌力 Ⅴˉ级，双下肢肌力Ⅳ级。

辅助检查

血常规：WBC 14.76×10⁹/L，GR% 91.0%，HGB 90g/L。

血沉：19mm/h。CRP：19.90mg/L。

生化：ALT 113U/L，AST 178.4U/L，TP 55.6g/L，ALB 20.3g/L，Cr 48.9μmol/L，CHOL 2.89mmol/L，HDL－C 0.59mmol/L，LDL－C 1.65mmol/L，LDH 747U/L，CK 2702U/L，CK－MB 50.80ng/ml，TnI 0.101ng/ml。

甲状腺系列：T3 60.15ng/dl（66～161ng/dl），FT3 1.70pg/ml（2.14～4.21pg/ml），TSH 22.19μIU/ml（0.49～4.91μIU/ml）。ATG >500U/ml，ATPO >1300U/ml。

肿瘤标志物：CA12－5 139.90U/ml（0～35U/ml），NSE 24.79ng/ml（0～18ng/ml），SCC 7.27ng/ml（0～1.5ng/ml）。

免疫学化验：ANA 1∶160（胞质型），ENA 阴性，ANCA 阴性。RF 正常，AKA 阴性，APF 阴性，抗 CCP 抗体阴性。免疫球蛋白 IgG 2660.0mg/dl，IgM 25.4mg/dl，补体 C_3 80.50mg/dl。

肌电图：四肢肌肉呈现不同程度的纤颤电位及正相波，轻收缩时运动电位时程缩短、波幅增加（表5）。

表5 肌电图结果

肌肉名称	插入电位	松弛时				轻收缩		重收缩	
		纤颤	正相	束颤	强直	时程	波幅	波形	波幅
左胫前肌	—	+++	+++	—	—	9.1↓	375↓	混合相	0.5mv
左股内肌	—	—	—	—	—	8.8↓	495↑	干扰相	1.5mv
右胫前肌	—	+	+	—	—	8.6↓	432–	干扰相	2.0mv
左第 I 骨间肌	—	—	—	—	—	8.6↓	470↑	混合相	1.0mv

肌肉活检：镜下见肌肉组织，肌束呈灶状不规则萎缩，肌束间及小血管周围淋巴细胞浸润，考虑为肌炎（图95）。

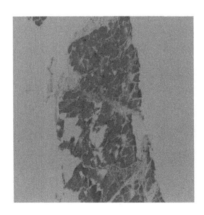

图95 肌肉病理活检（HE 染色，10 倍）

注：肌束呈灶状不规则萎缩，肌束间及小血管周围淋巴细胞浸润

胸部 CT 平扫：双肺炎性病变。

腹盆腔 CT 平扫：肝 S8 病灶，内见多发钙化样高密度，肝 S2 低密度灶，胆囊结石。

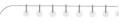

PET/CT：1. 左侧肱三头肌局部 FDG 条状代谢增高，余肌肉未见明显异常密度影及异常 FDG 局灶性增高灶。2. 甲状腺双叶弥漫FDG 代谢增高，符合桥本甲状腺炎表现（图 96）。3. 双肺下叶多发小叶间隔增厚，伴磨玻璃密度、实变灶及索条，FDG 代谢轻微，考虑炎性病变（图 97）。4. 肝血管瘤栓塞术后：肝 S8 散在团状高密度灶，FDG 代谢未见明显异常，轻度脂肪肝，胆囊小结石。

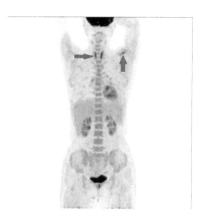

图 96　PET/CT 示甲状腺双叶弥漫代谢增高

超声心动：各房室内径正常，左室射血分数正常，各瓣膜无异常，室壁不厚，室壁运动协调。肺动脉内径正常，心包腔内可见少量心包积液液性暗区。

涎腺超声：双侧腮腺及颌下腺弥漫性病变（1 级）。

眼科会诊：双干眼症、双结膜炎、双玻璃体混浊、双眼白内障、双视网膜炎，右眼黄斑前膜。

诊疗经过：入院后考虑患者类风湿关节炎，继发干燥综合征诊断明确，目前无关节肿痛、DAS28 评分 2.52（＜2.6 提示疾病缓解），口干、眼干不严重，考虑既往疾病病情平稳，此次发热、肌无力、皮疹等症状为新发皮肌炎所致，予甲强龙 40mg 静脉滴注，每日 1 次，环磷酰胺 0.4g 静脉滴注，每周一次治疗，同时莫西沙

笔记

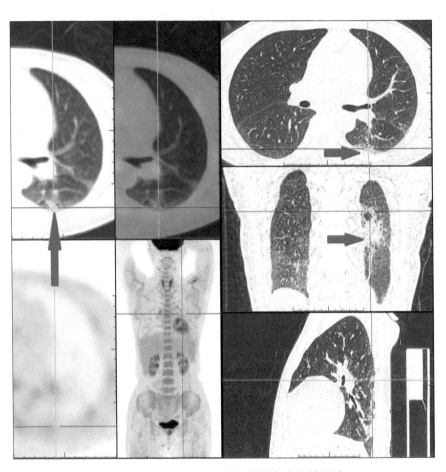

图 97　PET/CT 示双肺间质性病变合并感染

星抗感染、白蛋白输注纠正低蛋白血症，来氟米特 20mg，每日 1
次，白芍总苷 2 粒，每日 3 次继续控制类风湿关节炎。20 天后患者
全身皮疹逐渐消退，双下肢肌力恢复正常，复查血 WBC $9.6 \times 10^9/L$，
GR 69%，Hb 100g/L。Alb 29.1g/L，ALT 92U/L，AST 88.2U/L，
LDH 490U/L，CK 1346U/L，CK－MB 41.5ng/ml，TnI 0.061ng/ml，
IgG 2000mg/dl，化验指标均较前好转。患者病情平稳出院，出院后
规律门诊随诊，口服甲泼尼龙 40mg，每日 1 次治疗，并逐渐减量。

　　半年后患者皮疹完全消退，肌力正常，复查血 WBC $5.52 \times$
$10^9/L$，Hb 132g/L，Plt $189 \times 10^9/L$。ESR 5mm/h，RF（－），CRP

0.3mg/dl，IgG 1200mg/dl。Alb 35g/L，ALT 32U/L，AST 21U/L，LDH 252U/L，CK 64U/L，CK‐MB 3.0ng/ml，TnI 0.000ng/ml。停用环磷酰胺，口服甲泼尼龙 8mg，每日 1 次，来氟米特 20mg，每日 1 次，白芍总苷 2 粒，每日 3 次维持治疗。

最终诊断：重叠综合征（类风湿关节炎，继发干燥综合征，皮肌炎），肺间质病变合并感染，桥本甲状腺炎，甲状腺功能减低。

📖 病例分析

患者中年女性，慢性病程，既往类风湿关节炎、继发干燥综合征诊断明确。此次因皮疹 8 个月，肌无力 6 个月，加重伴发热半月入院，临床症状出现典型的皮肌炎特征性皮疹：向阳性皮疹和"技工手"，同时有肌无力，实验室检查示血清肌酶 CK、CK‐MB 明显升高，肌电图提示肌源性损伤，肌肉活检示肌束间及小血管周围淋巴细胞浸润，根据 2004 年国际肌病协作组建议的特发性炎性肌病分类诊断标准，此患者皮肌炎诊断成立。但是很多疾病均可引起皮肤及肌肉病变，而且皮肌炎误诊率较高，因此针对这例患者我们进行了多种疾病的鉴别诊断：（1）感染相关性肌病：此患者皮疹、肌无力症状在前，发热、肺部感染出现在后，而且肌酸激酶升高明显，最高＞3000U/L，均与感染性肌病不符。（2）甲状腺相关性肌病：患者桥本甲状腺炎、甲状腺功能减退病史 3 年，已应用甲状腺素片治疗，入院后复查甲状腺功能正常，不考虑甲状腺机能减退相关性肌病。（3）药物性肌病：患者长期服用降压药物、甲状腺素片、来氟米特等治疗，无新加药物病史，无长期他汀类降脂药物应用史，不支持药物性肌病可能。（4）代谢性肌病：患者入院时有低钾血症，经治疗血钾正常后仍有肌无力、肌酸激酶升高等，不支持

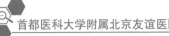

此可能。　　（5）肿瘤相关性肌病：患者老年女性，肿瘤标志物 CA12 - 5、SCC、NSE 轻度升高，胸腔积液、心包积液，应警惕肿瘤可能，但患者查胸腹 CT、妇科 B 超、PET/CT 均未见肿瘤病灶及征象，目前无肿瘤相关证据，但应长期随访警惕肿瘤可能。

此病例皮肌炎诊断的支持点：（1）向阳部位皮疹、"技工手"等是皮肌炎特征性表现；（2）皮肌炎的肌肉病理特征是束周萎缩，血管周围及束间隔周围炎症细胞浸润，此患者病理表现与之相符；（3）从治疗效果来看，经过激素及免疫抑制剂的治疗，患者临床症状缓解、肌酸激酶指标下降至正常，随诊半年无恶性肿瘤发生。结合患者既往类风湿关节炎、继发干燥综合征诊断，此次新发皮肌炎，考虑患者为重叠综合征。

重叠综合征的发病机制目前尚不清楚，但是与自身免疫紊乱、体内大量抗体产生有关，当一种组织器官发生免疫异常，可以激活免疫系统对其他组织器官发生免疫应答，导致重叠综合征的发生。重叠综合征临床表现复杂多样，病情轻重与其重叠疾病、累及脏器的严重程度相关，通常预后较单一病种差。

病例点评

重叠综合征是指患者有两种或两种以上明确诊断的结缔组织病同时存在，不同于混合性结缔组织病。此种情况临床病例并不少见，发生率占结缔组织病的 5% ~25% 。该患者诊断类风湿关节炎继发干燥综合征 13 年后又出现皮肌炎，存在三种结缔组织病共存。当患者出现新的临床表现用原有的风湿病无法解释时，应进一步追索原因，并进行仔细地鉴别诊断，做出正确地判断，才能制定明确的治疗方案帮助患者尽快恢复。

笔记

参考文献

1. Findlay A R, Goyal N A, Mozaffar T, et al. An overview of polymyositis and dermatomyositis. Muscle Nerve，2015，51（5）：638 – 656.

2. 魏以墅，王向党，梁军，等．重叠综合征 108 例临床分析．中国医药，2010，5（2）：133 – 135.

026
多肌炎伴吞咽困难

病历摘要

患者，男性，63岁。主因"进行性四肢无力1月余"于2016年8月5日入院。

现病史： 患者1月余前无明显诱因出现活动后四肢肌无力，近端肌肉为主，伴肌痛，休息后可减轻，无皮疹、光过敏、雷诺现象，无关节肿痛等，曾就诊广西某医院，检查示ALT 426.8U/L，AST 943U/L，TBIL 15.9mmol/L，DBIL 1.4mmol/L，ALB 29.7g/L，CK 3634U/L，CK-MB 521U/L，当地医院怀疑为自身免疫性肝炎，予保肝、降酶等治疗。患者肌无力无明显好转，并逐步出现上楼、行走困难、颈部肌肉无力抬头困难，无吞咽困难。2周前患者于某医院住院治疗，查ALT最高1024U/L，CK最高10 053U/L，胸部

CT：右上肺炎可能，两下肺胸膜增厚，双侧胸腔积液，心包少量积液。超声心动图：左室舒张功能减低，主动脉瓣反流，少量三尖瓣反流，少量心包积液。予保肝治疗无好转，排除肝炎病毒感染、自身免疫性肝炎可能，请我院会诊，考虑多发性肌炎可能性大，予甲强龙 40mg 静脉滴注，每日 1 次（2016 年 7 月 29 日），辅助予抗骨质疏松、保肝、护胃、补充白蛋白等治疗，四肢肌无力无改善，仍行走困难，复查 ALT 400.2U/L，AST 625.8U/L，CK 6922.5U/L，LDH 1675U/L，为进一步诊治转入我院。

既往史：高血压病史 1 年，血压最高 150/80mmHg，未服用药物治疗。6 个月前行腹股沟疝修补术。

入院查体：T 36.6℃，P 77 次/分，R 18 次/分，BP 120/80mmHg。神清，状弱，对答正常。全身皮肤未见黄染、皮疹、出血点。全身浅表淋巴结未及肿大。双肺呼吸音粗，双下肺可闻及湿啰音，未及明显干啰音及胸膜摩擦音。心率 77 次/分，律齐，各瓣膜区未闻及及病理性杂音。腹软，无压痛及反跳痛，肝、脾未及，肝、脾、肾区无叩痛，肠鸣音 4 次/分。全身各大小关节无肿胀、压痛。双上肢肌力Ⅲ级，双下肢肌力Ⅲ级，肌张力正常对称。双侧浮髌试验阴性，双下肢轻度水肿。

辅助检查：

血常规：WBC 8.52×10^9/L，GR% 67.1%，HGB 119g/L，PLT 302×10^9/L。

生化：ALT 367U/L，AST 492.8U/L，ALB 29.5g/L，GGT 27U/L，ALP 44U/L，Cr 52.0μmol/L，Urea 6.38mmol/L，TG 1.91mmol/L，CHOL 4.71mmol/L，K 4.21mmol/L，Na 137.2mmol/L，LDH 1822U/L，CK 9126U/L，CK - MBmass >300.00ng/ml。

尿常规：RBC 22.0/μL，BLD（++），PRO（-）。

便常规 + 潜血：OB 阴性。

ESR 29mm/h。

免疫学化验：ANA 1 ∶ 160（线粒体型），免疫斑点法抗 SSA 抗体（+），免疫印迹法抗 SSA 抗体（+），抗中性粒细胞胞质抗体（-），AKA（-），APF（-）。AMA - M2 0.95IU/ml。免疫球蛋白 IgG 1310mg/dl，补体 C₃ 84.00mg/dl。肌炎自身抗体：抗 TIF - 1γ 抗体阳性。

肿瘤标志物：CA12 - 5 82.00U/ml，NSE 28.14ng/ml。

甲状腺系列：T3 48.15ng/dl，T4 62.14ng/ml，TSH 正常。

感染相关化验：降钙素原检测 1.15ng/ml，CMV - DNA（-），呼吸道病原体九联检均为阴性。

胸部 CT：双肺多发病变，考虑炎症，双侧胸腔积液。

腹部 CT：右肾囊肿，左肾盂小结石。

肌电图提示四肢肌肉呈现不同程度的纤颤电位及正相波，轻收缩时运动电位时程缩短、波幅增加（表 6）。

表 6　肌电图检查结果

肌肉名称	插入电位	松弛时				轻收缩		重收缩	
		纤颤	正相	束颤	强直	时程	波幅	波形	波幅
左三角肌	—	+++	+++	—	—	8.3↓	458↑	混合相	1.0mv
左肱二头肌	—	+	+	+	—	8.3↓	537↑	干扰相	1.5mv
左拇短展肌	—	+		+	—	8.1↓	548↑	干扰相	1.0mv
左股内肌	—	+	+	+	—	8.9↓	388↑	干扰相	2.0mv
左胫前肌	—	+	+	+	—	9.1↓	531↑	干扰相	1.0mv

三角肌活检病理：部分肌纤维萎缩，部分肌纤维肿胀变性，横纹消失，灶状肌膜细胞增生，局部肌间水肿，肌间散在少量淋巴样细胞浸润（图 98）。

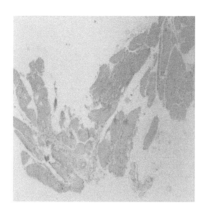

图 98　三角肌活检病理（HE 染色，10 倍）

诊疗经过： 入院后结合客观检查，考虑多发性肌炎诊断明确，继续甲强龙 40mg，每日 1 次治疗，同时抗感染、抑酸、补充白蛋白、预防骨质疏松等治疗，患者肌无力无改善，3 天后出现吞咽困难、饮水呛咳，并进行性加重，考虑多肌炎累及咽喉部肌肉和食道，于入院第 5 天开始甲强龙 500mg，每日 1 次，冲击治疗 3 天，环磷酰胺 0.6g，每周一次治疗，同时下胃管，持续肠内营养（匀浆膳）治疗。冲击治疗后肌酸激酶明显下降（9126U/L – 6454U/L – 4582U/L），肌痛缓解，但肌无力、吞咽困难仍无明显改善，甲强龙改为 80mg，每日 1 次治疗。后患者出现口腔上颚少量白斑，G 实验阳性，考虑合并真菌感染，甲强龙减为 60mg，每日 1 次，同时予氟康唑抗真菌治疗。入院 2 周后复查血常规：WBC 10.80×10^9/L，GR% 84.8%，HGB 125g/L，PLT 252×10^9/L，生化：ALT 314U/L，AST 243.3U/L，Cr 39.4μmol/L，Urea 6.68mmol/L，K 3.65mmol/L，Na 130.1mmol/L，CK 2315U/L，CK – MBmass > 300.00ng/ml，TnI 0.034ng/ml，PCT：正常，血沉 29mm/h，CRP 3mg/dl。血清肌酶 CK 和 LDH 恢复情况如图 99。患者住院 20 天后出院回老家，治疗方案为口服甲泼尼龙 40mg，每日 1 次 + 甲氨蝶呤 10mg，每周一次，

笔记

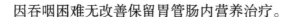

因吞咽困难无改善保留胃管肠内营养治疗。

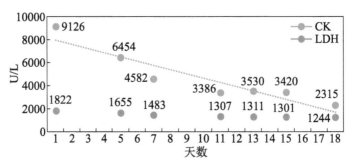

图 99　血清肌酶变化趋势

最终诊断：多发性肌炎，消化道受累，肺部感染，真菌感染，低蛋白血症，双侧胸腔积液，肝功能异常，高血压 1 级（高危组）。

病例分析

患者老年男性，亚急性起病，进行性肌无力伴肌痛为主要症状，化验血清肌酶升高，尤其肌酸激酶明显升高，肌电图提示肌源性损伤，肌活检提示肌纤维肿胀变性，淋巴细胞浸润，符合肌炎改变。根据 2004 年国际肌病协作组建议的特发性炎性肌病分类诊断标准，此患者多发性肌炎诊断成立。

多发性肌炎/皮肌炎属于弥漫性结缔组织病中的一种，除了皮肤和骨骼肌肉受累外，常出现其他重要脏器如肺、消化道、心脏、肾脏、关节等受累，因此除了关注肌肉症状和肌酶结果，还需要关注其他受累脏器情况。多发性肌炎/皮肌炎患者累及喉部肌肉可造成发音困难和声哑等，累及咽、食管上端横纹肌表现为吞咽困难、饮水呛咳、液体从鼻孔流出。国内研究报道，多发性肌炎/皮肌炎合并消化道受累的发生率为 42.7%，其中 86.6% 为吞咽功能障碍，相关因素分析显示发病年龄较轻及有抬头困难的肌炎患者更易合并消化道受累，而合并肺间质病变的患者消化道受累率相对较低。此患者病史中有抬头困难，无肺间质病变，因此合并消化道受累、吞咽困难的危险度较高。国外最新文献报道，多发性肌炎/皮肌炎患者出现吞咽困难与抗 TIF‑1γ 抗体相关。此患者肌炎自身抗体结果回报抗 TIF‑1γ 抗体阳性，因此也是合并吞咽困难的高危患者。此外，高龄、男性、非高加索人、肿瘤、食道受累、呼吸道受累、心肌受累等因素都是多发性肌炎/皮肌炎的预后不良因素。

病例点评

本例为典型的多发性肌炎病例，患者四肢近端肌无力并进行性加重，后出现抬头困难、吞咽困难，血清肌酸激酶升高明显，最高达 10 053U/L，反映肌肉炎症重、肌肉破坏多，提示预后差。患者应用激素及免疫抑制剂治疗后血清肌酸激酶下降明显，提示治疗有效，但是肌无力、吞咽困难改善不明显。总体来说，多发性肌炎/皮肌炎是预后不佳的疾病，10 年生存率在 62% 左右，多发性肌炎/皮肌炎患者死亡率是正常人群的 2.92 倍。此患者老年男性、食道受累，因此预后不佳。除常规应用激素和免疫抑制剂治疗外，国外尚有生物制剂在炎性肌病中应用的病例报道，利妥昔单抗（抗CD20 单抗）、阿巴西普（选择性 T 细胞共刺激调节剂）、阿那白滞素（IL‑1 受体拮抗剂）等均对炎性肌病有效，但是 TNF‑α 拮抗剂（英夫利昔单抗、依那西普、阿达木单抗）在炎性肌病中无效。

参考文献

1. 姜丽丽，卢昕. 多发性肌炎和皮肌炎消化道受累的临床研究. 中日友好医院学报，2012，26（2）：77‑79，89.

2. Mugii N, Hasegawa M, Matsushita T, et al. Oropharyngeal Dysphagia in

Dermatomyositis：Associations with Clinical and Laboratory Features Including Autoantibodies. PLoS One, 2016, 11 (5)：e0154746.

3. Findlay A R, Goyal N A, Mozaffar T, et al. An overview of polymyositis and dermatomyositis. Muscle Nerve, 2015, 51 (5)：638 – 656.

027
干燥综合征－单侧胸腔积液－
淋巴瘤

病历摘要

患者，女性，65岁，主因"口干8年，单侧胸腔积液2年余，再发2周"于2016年10月9日入院。

现病史： 患者8年余前无明显诱因出现口干、眼干、牙齿片状脱落，伴近端指间关节间断肿痛，受凉时加重，偶伴口腔溃疡，不伴腮腺肿大、皮疹、发热、雷诺现象，未予诊治。5年前出现肝功异常，化验线粒体抗体M2亚型明显升高，诊断为原发性胆汁性肝硬化，予熊去氧胆酸口服治疗。2年余前因咳嗽、咳痰就诊于我院呼吸科查胸片提示左侧胸腔积液，于B超下行胸腔穿刺术及置管引流，引流出淡红色液体，查胸水化验提示渗出性胸腔积液，细菌培养阴性，胸水LDH 4684U/L、ADA 115/L、CA12－5 147.5U/L、细胞学未见恶性细胞，结核 PCR 阴性，查血 ANA 1∶1280（核仁型、斑点型），ANA 1∶160（线粒体型），抗 SSA 抗体（-），抗 SSB 抗体（-），风湿科会诊考虑"干燥综合征"可能，经抽液及抗感染治疗后好转。出院后间断于门诊复查胸腔 B 超 1 年，胸腔积液无明显增加，积液量波动在 1.3～1.9cm，后未再复查。近 2 年来间断出现白细胞减少，予利可君、升白胺治疗后可升至正常。干燥综合征未予特殊药物治疗，患者曾自行服用中药半年治疗，口干症状略好转。2 周前就诊于我院风湿科门诊，查胸腔 B 超示右侧胸腔积液，血常规：WBC 4.49×10^9/L，GR 67.9%，RBC 3.75×10^{12}/L，HB 107g/L，PLT 177×10^9/L。生化：ALT 10U/L，ALB 25.6g/L，GLO 30.5g/L，Cr 70.4μmol/L，BUN 3.97 mmol/L，UA 243.2μmol/L，Ca 2.21 mmol/L，P 1.21mmol/L，CHOL 3.65mmol/L，TG 1.49mmol/L，HDL-C 0.89mmol/L，LDL-C 2.3mmol/L，Glu 4.72mmol/L。IgG 1280mg/dl，IgA 78.5mg/dl，IgM 185mg/dl，C_3 89.8mg/dl，C_4 26.2mg/dl。为进一步诊治收入院。患者自发病以来，睡眠二便正常，体重无明显减轻。

既往史： 母亲因肺癌去世，父亲因食道癌去世。月经及婚育史无特殊。

入院查体： T 36.8℃，P 82 次/分，R 18 次/分，BP 144/91mmHg。神清，状可。全身皮肤黏膜无苍白、黄染、皮疹，全身浅表淋巴结未触及肿大。舌乳头萎缩，猖獗性龋齿，牙齿多颗仅余残根。胸廓无异常隆起，右肺叩浊音，左肺叩清音。右肺呼吸音减弱，左侧呼吸音正常，偶闻及干啰音。心率 82 次/分，律齐，各瓣膜听诊区未闻及病理性杂音。腹软，无压痛，肝、脾肋下未触及，移动性浊音阴性，肠鸣音 3 次/分。双下肢无水肿。双侧病理征阴性。

辅助检查：

血常规：WBC 3.20×10^9/L，中性粒细胞 2.71×10^9/L，GR% 76.2%，淋巴细胞 0.36×10^9/L，Hb 92g/L，PLT 134×10^9/L，

ESR：68mm/h。

生化：Alb 36.6g/L，GGT 19U/L，Cr 64.2μmol/L，HDL－C 0.93mmol/L。

免疫学化验：ANA 1∶320（线粒体型,核膜型），抗 SSA 抗体阴性，抗 SSB 抗体阴性，AMA－M2 2.65IU/ml。RF 阴性，IgG 1530mg/dl，IgM 198mg/dl，IgA 89.6mg/dl，补体 C_3 101mg/dl，补体 C_4 31.1mg/dl。

涎腺超声：双侧腮腺及颌下腺大小形态正常，实质回声弥漫不均匀，内可见多发片状低回声，最大直径 3~4mm，评分 3 分（图100、图101）。

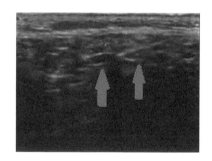
图100　涎腺超声腮腺内
多发低回声区

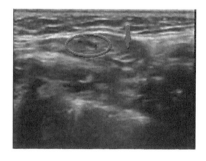
图101　涎腺超声示颌下腺内
多发低回声区

腮腺核素扫描：双侧腮腺摄取及排泄功能减低。

唇腺活检：部分腺泡萎缩，间质多灶较多淋巴细胞浸润（灶状淋巴细胞＞50 个），小导管增生伴扩张（图102）。

胸CT：右侧胸腔积液，右肺中下叶膨胀不全，原左侧胸腔积液已基本吸收（图103）。

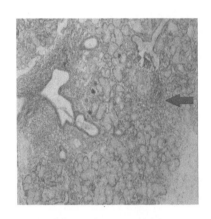

图 102　唇腺病理可见灶状淋巴细胞聚集（HE 染色，10 倍）

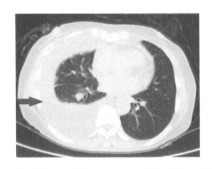

图 103　胸 CT 右侧胸腔积液，右肺中下叶膨胀不全

诊疗经过：入院后请眼科会诊，Schimer 试验左眼 10mm，右眼 9mm，But 试验双眼 2 秒，诊断干眼症。结合腮腺核素、涎腺超声、唇腺活检结果诊断为原发性干燥综合征，右侧胸腔积液，予利可君、升白胺、熊去氧胆酸等治疗。关于单侧胸腔积液的原因不除外恶性可能，查胸腹 PET/CT：L5 腰椎髓腔密度增高，FDG 代谢活跃，恶性病变可能性大；肺多发微、小结节，未见明显 FDG 代谢；右肺上叶尖段斑片、磨玻璃密度影，FDG 代谢轻度增高；肺大泡；双侧胸腔积液（右侧为著），心包积液；甲状腺内多发小低密度影，无异常 FDG 代谢；贲门胃底壁略增厚，FDG 摄取轻度增高（延时扫描较前增高，图 104）。

胸腔 B 超示：右侧胸腔积液伴多发分隔。同时行 B 超引导下胸

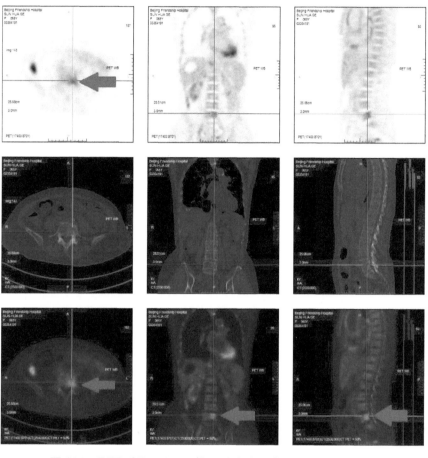

图 104　PET/CT 示 L5 腰椎髓腔密度增高，FDG 代谢活跃

腔穿刺引流并置管，间断引流出淡红色液体 500ml，胸水常规：淡
红色，不凝固，比重 > 1.018，Rivalta 实验（ + ），ADA 51U/L，
LDH 1606U/L。送胸水细胞学：见少量异型性淋巴细胞。细胞免疫
组化报告：AE1/AE3（ - ），LCA（ + ），CD3（ - ），CD20（ + ），
PAX - 5（ + ），Syn（ - ），CgA（ - ），S - 100（ - ），CD30（ - ），
CD10（ + ），bcl - 6（ + ），bcl - 2（ - / + ），Mum - 1（ + ），C - myc
（60% + ），CyclinD1（ - ），Ki - 67 指数（80% ）。结论：（胸水）
非霍奇金 B 细胞淋巴瘤，高级别；倾向为弥漫大 B 细胞淋巴瘤，来
源于生发中心 B 细胞（图 105）。请血液科会诊后考虑淋巴瘤，遂

笔记

转入血液科进一步治疗。

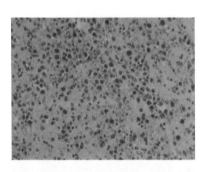

图 105　胸水病理示异型淋巴细胞（HE 染色，10 倍）

患者入血液科后完善骨穿，骨髓流式细胞免疫分型：骨髓 FCM 分析未发现异常表型成熟 B 淋巴细胞。骨髓病理：镜下造血组织占 20%～30%，三系细胞可见，巨核细胞 0～3 个/HPF。免疫组化：MPO 部分细胞（+），CD45RA 及 Pax - 5 可见散在少量细胞（+），CD61 散在（+），CD3 和 CD20 散在少量细胞（+）。诊断：骨髓组织中未见非霍奇金 B 细胞淋巴瘤累及。腰椎核磁：腰 5 椎体异常信号影，腰 5 棘突周围软组织影，考虑椎体淋巴瘤；腰 4～骶 1 间盘膨出；腰椎退行性改变（图 106）。

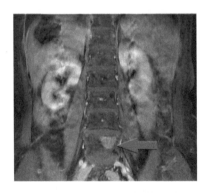

图 106　腰椎 MRI 示腰 5 椎体异常信号影

血清免疫固定电泳未见 M 蛋白。诊断为非霍奇金弥漫大 B 细胞淋巴瘤Ⅳ期 A，予 R - CHOP 方案化疗，具体为美罗华600mg d0，环磷酰胺 1g d1，长春新碱 2mg d1，地塞米松 13mg d1～d5，吡柔比星 30mg d1。共化疗 6 个疗程，后复查 PET/CT 提示 L5 椎体左侧髓腔内密度不均匀增高，FDG 代谢不均匀性稍增高，较前片 FDG 代谢减低（图 107）；双肺内弥漫多发微小结节灶，FDG 代谢增高，较前新发，考虑结核感染可能性大，（图 108）。

胸科医院会诊后临床诊断肺结核，加用异烟肼、乙胺丁醇、左氧氟沙星抗痨治疗。后再予美罗华（600mg）单药治疗 2 个疗程，完善颈、胸、腹盆增强 CT 及腰椎核磁检查，未见明显肿大淋巴结及新发病灶，考虑病情缓解。

最终诊断：原发性干燥综合征，非霍奇金弥漫大 B 细胞淋巴瘤（Ⅳ 期 A，IPI 5 分），椎体淋巴瘤，白细胞减少症，贫血，肺结核，原发胆汁性肝硬化。

病例分析

患者老年女性，慢性病程，口干、眼干 8 年，伴猖獗性龋齿，免疫学化验 ANA 1∶320 阳性，眼科检查干眼症，涎腺超声提示双侧腮腺及颌下腺多发腺内可见多发片状低回声，评分 3 分（≥2 分为阳性，0～4 分评分法），腮腺核素提示腮腺摄取及排泌功能减低，唇腺活检可见淋巴细胞聚集灶（≥1 灶为阳性），根据 2002 年干燥综合征国际分类标准，此患者满足 6 条中 4 条，且包括唇腺活检阳性，可诊断为原发性干燥综合征。

涎腺超声是新近发展并迅速推广的一项新的诊断技术，其对干燥综合征诊断的敏感性为 52%～93%，特异性为 75.6%～98.7%。国外文献报道，涎腺超声与腮腺核素、唇腺活检有着很好的一致性，其更具有无创、简便、经济、易于操作等优点，法国的 Cornec

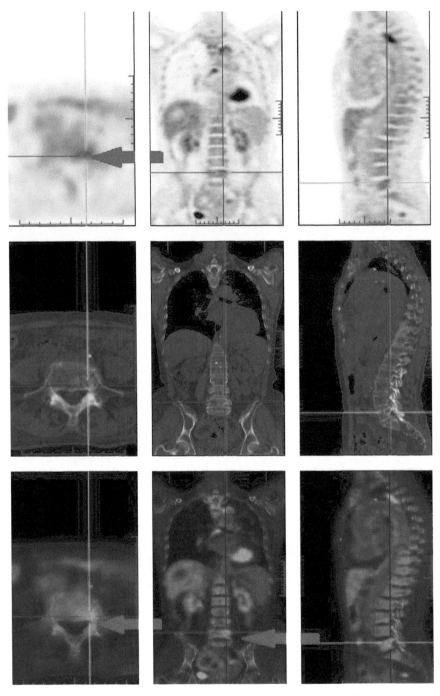

图 107　PET/CT 示 L5 椎体左侧髓腔内密度不均匀增高，
较前 FDG 代谢减低

笔记

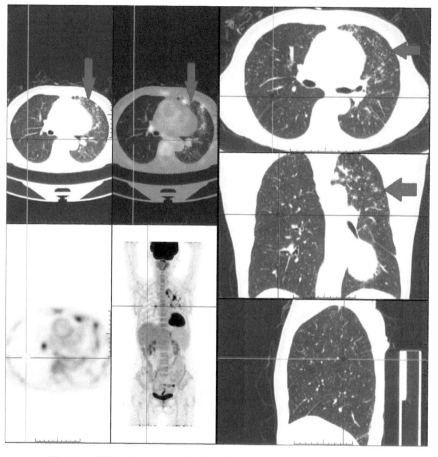

图 108   PET/CT 示肺内弥漫多发微小结节灶，考虑结核感染

等学者建议将涎腺超声加入到干燥综合征诊断标准中。关于涎腺超声，国内外有多个不同的评分方法，通用性最好的是 0~4 分评分法。0~4 分评分法的超声图像评价双侧腮腺和颌下腺，每个腺体根据图像进行 0~4 分评分（0 分：正常腺体，回声均匀；1 分：实质回声减低，轻度不均匀，可见少许高回声线；2 分：实质明显回声不均匀，弥漫分布的低回声结节，直径 <2mm，高回声线增多；3 分：结节状低回声区增大融合，直径 2~6mm，高回声线分布杂乱；4 分：低回声结节 >6mm，或腺体萎缩，多发高回声线），取 4 个腺体的最大得分为最终得分，≥2 分为阳性。

原发性干燥综合征是一种进展缓慢的自身免疫性疾病，除了口眼干燥表现外，还可出现全身症状或全身系统受累，如皮肤、肺脏、消化及血液系统等。肺脏受累主要表现为肺间质病变，少部分患者出现肺动脉高压。此患者为单侧胸腔积液表现，考虑不是干燥综合征常见肺部表现，因此积极排查恶性疾病，最终发现淋巴瘤并发胸腔积液。干燥综合征合并消化系统表现，约20%有肝脏损伤，特别是合并自身免疫性肝炎或原发性胆汁性肝硬化。此患者合并原发性胆汁性肝硬化为原发性干燥综合征常见消化系统表现。

原发性干燥综合征合并血液系统表现可出现白细胞减少或（和）血小板减少，另外合并淋巴瘤的风险较正常人群高，一旦合并淋巴瘤往往预后不佳。国外文献报道原发性干燥综合征患者发生淋巴瘤的风险较正常人高8.7~44倍，国内的研究报道原发性干燥综合征患者合并非霍奇金淋巴瘤的风险是正常人的48.1倍。原发性干燥综合征患者合并淋巴瘤的亚型分为：黏膜相关淋巴组织型（mucosA – associated lymphoid tissue，MALT）淋巴瘤，弥漫性大B细胞淋巴瘤（diffuse large B cell lymphoma，DLBCL），T细胞淋巴瘤，霍奇金淋巴瘤。MALT型淋巴瘤在原发性干燥综合征并发的非霍奇金淋巴瘤中所占比例最大，DLBCL次之，T细胞淋巴瘤及霍奇金淋巴瘤则仅见个案报道。此患者老年女性，干燥综合征诊断明确，病程中出现白细胞减少、合并淋巴瘤，均是干燥综合征的血液系统表现。淋巴瘤病理类型为弥漫大B细胞淋巴瘤，是SS合并淋巴瘤的常见类型。

病例点评

这是一例典型的原发性干燥综合征，合并消化系统受累（原发性胆汁性肝硬化）、血液系统受累（白细胞减少、非霍奇金弥漫大B细胞淋巴瘤）的病例。临床特点典型，为缓慢进展的口干、眼干症状，间断白细胞减低，患者未重视及就诊用药，病情逐渐进展合并系统脏器受累，如原发性胆汁性肝硬化、淋巴瘤等。此病例提醒我们在临床工作中发现与常见临床表现不符的情况（单侧胸腔积液不是干燥综合征的常见肺部表现），要重点排查其他疾病，如结核感染、恶性肿瘤等。原发性干燥综合征是一种慢性自身免疫性疾病，病程进展相对缓慢，但合并系统脏器受累往往预后较差，因此提倡早期诊断，早期干预治疗，达到延缓疾病进展的目的。

参考文献

1. 周明珠，宋淑菊，段婷，等．涎腺超声在干燥综合征中的应用价值研究．中华风湿病学杂志，2016，20（5）：317－320.

2. Mingzhu Z, Shuju S, Shanshan W, et al. Diagnostic accuracy of salivary gland ultrasonography with different scoring systems in Sjogren's syndrome：a systematic review and metA－analysis. Scientific Reports，2018，8：17128.

3. 董怡，张奉春．干燥综合征．北京：人民卫生出版社，2015：3，6，125.

028 皮肌炎合并淋巴瘤

病历摘要

患者，男性，84岁。主因"全身多发皮疹2年余，加重伴瘙痒半月余"于2016年9月13日入院。

现病史： 患者于2年余前无明显诱因出现头部红色皮疹，散在分布在头皮中间，不突出皮面，伴瘙痒，后逐渐出现眼睑部、面部、颈部、后背、四肢弥漫性水肿性紫红色皮疹，胸部皮疹呈V字形分布，部分皮疹脱屑，就诊外院考虑"湿疹"，治疗后皮疹可减轻，但仍反复发作。后逐渐出现四肢乏力、酸痛，近端及远端肌肉均无力，伴活动受限，伴眼干、口干、进食固体食物困难，进食后腹胀，无腹痛、腹泻，无发热、盗汗、消瘦，无关节痛、反复口腔溃疡、雷诺现象，就诊我院住院治疗。查体：上肢肌力Ⅳ级，压痛

笔记

200

（＋），双下肢近端肌力为Ⅴ⁻级，远端肌力为Ⅴ级，双下肢可凹性水
肿（＋），ANA＋1：80（线粒体型），ESR 58mm/h，LDH 256U/L，
CK 23U/L。完善皮肤活检：表皮角化亢进，基底细胞显著液化，
表皮与真皮分离，真皮浅层水肿明显伴散在噬色素细胞，小血管周
围淋巴细胞浸润。三角肌肉活检：肌纤维间隙可见散在及小簇状淋
巴样细胞浸润，可见少量肌纤维萎缩，并见小灶性肌纤维胞质溶
解、细胞变性，结合临床符合皮肌炎（图109）。考虑皮肌炎诊断，
予甲强龙40mg静脉点滴，每日1次控制病情，病情好转后甲泼尼
龙减为24mg，每日1次口服，同时予硫酸羟氯喹0.2g，每日两次，
甲氨蝶呤7.5mg，每周一次治疗。出院后继续口服甲泼尼龙并规律
减量，皮疹逐渐消退，肌力逐渐恢复。

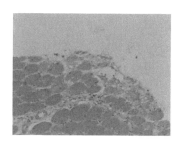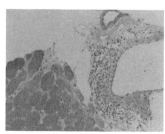

图109 肌肉活检病理结果（HE染色，10倍）

半年前甲泼尼龙口服16mg，每日1次，自觉四肢皮肤皮疹较
前增多伴明显瘙痒，伴双手、双足、双下肢水肿，第2次入我院住
院治疗，查LDH 427U/L，ESR 38mm/h，下肢血管彩超：双下肢动
脉硬化伴斑块形成，左下肢肌间静脉低回声充填，考虑为血栓形
成，右下肢深静脉血流通畅。SPECT：1. 纵隔（多发）、双侧锁骨
下葡萄糖代谢明显增高灶，考虑多发代谢活跃淋巴结，恶性病变不
除外，建议进一步穿刺检查（图110）。颈部及锁骨上淋巴结彩超：
双侧颈部多发淋巴结，右侧大者约1.1cm×0.6cm，左侧大者约
1.4cm×0.7cm。双侧锁骨上多发淋巴结，右侧大者约1.8cm×

笔记

1.0cm，左侧大者约1.7cm×0.9cm。建议超声引导下穿刺活检。入院后继续予甲泼尼龙16mg，每日1次，口服硫酸羟氯喹0.2g，每日两次，甲氨蝶呤10mg，每周一次治疗，同时因下肢静脉血栓予抗凝治疗，动员患者及家属行淋巴结穿刺活检，患者及家属拒绝，皮疹及水肿减轻后出院。出院后甲泼尼龙逐渐减量。

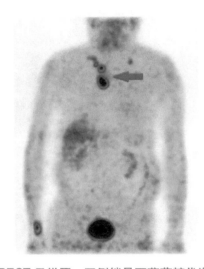

图110　SPECT示纵隔、双侧锁骨下葡萄糖代谢明显增高灶

半月来因服药不规律，再次出现面部、颈部、后背、四肢弥漫性皮疹伴瘙痒，伴进食后腹胀，不伴四肢水肿，现为求进一步治疗收住我科。

既往史： 10年前行双眼白内障手术，便秘2年，反流性食管炎病史2年余，1年前因进食固体食物费力于天津武清中医院，诊断为舌根部肿物并行肿物切除术，术后病理回报纤维组织增生伴慢性炎症。

入院查体： T 36.8℃，P 95次/分，R 18次/分，BP 108/69mmHg。神清，精神可。眶周紫红色皮疹，前胸、后背、四肢弥漫红色皮疹，双手关节伸侧Gottron征，双侧颈部、锁骨上均可触及多个肿大淋巴结，质软，活动可，直径1~2cm。双肺呼吸音清，未闻及干湿性啰音。心率95次/分，律齐，各瓣膜听诊区未闻及病理性杂音。腹软，无压痛，肝、脾肋下未触及，肠鸣音 3 次/分。双上肢肌力Ⅴ级，双下肢肌力Ⅴ级。双下肢无水肿。双侧病理征阴性。

辅助检查：

血常规：白细胞 7.90×10^9/L，中性粒细胞百分比 90.2%，红细胞 3.46×10^{12}/L，血红蛋白 108g/L，血小板 387×10^9/L。ESR 73mm/h。

生化：肝功能、肾功能正常，白蛋白 30.3g/L，乳酸脱氢酶（LDH）834U/L，肌酸激酶（CK）23U/L。

DIC：PT 10.2s，APTT 25s，纤维蛋白原（Fbg）5.26g/L，D – Dimer 1.3mg/L。

胸部 CT 平扫：左肺炎症可能，右肺上叶后段结节灶，纵隔内肿大淋巴结，双侧腋窝多发淋巴结，心包少量积液可能，肺动脉增宽，双侧胸膜增厚。

颈部及锁骨上淋巴结彩超：双侧颈部多发淋巴结，右侧大者约 $1.9cm \times 0.5cm$，左侧大者约 $2.0cm \times 1.1cm$。双侧锁骨上多发淋巴结，右侧大者约 $2.5cm \times 1.7cm$，左侧大者约 $1.2cm \times 1.5cm$。

胃镜：胃体中部小弯可见一处糜烂病灶，表面稍隆起，中央稍凹陷，大小约 $0.5cm \times 0.5cm$，取活检 1 块（图 111）。

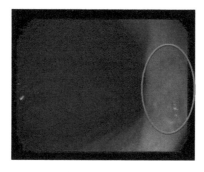

图 111　胃镜胃体中部小弯处糜烂病灶

胃镜活检病理：（胃体中部小弯）粟粒大胃黏膜组织 1 块，取材表浅，间质散在核大异型细胞，免疫组化：CK（–）、CD20

（＋）、CD3（－）、Ki67（＋），倾向胃 B 细胞淋巴瘤。

颈部淋巴结穿刺活检病理：镜下见较多核大、深染异型细胞浸润，结合胃黏膜活检、免疫组化结果，不除外淋巴瘤（图 112）。

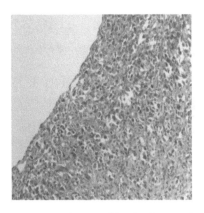

图 112　颈部淋巴结病理镜下见较多核大、深染异型细胞浸润
（HE 染色，10 倍）

锁骨上淋巴结穿刺活检病理：镜下见较多核大、深染异型细胞浸润，免疫组化：CD3（－），CD20（＋），CD21NS，KI67 大于 50%（＋），CD10（－），BCL－6（＋），BCL－2（＋），Mum－1（＋），CD5（－），CD38（－），IgM（－），C－myc 约 40%（＋）。诊断：非霍奇金弥漫大 B 细胞淋巴瘤，生发中心外来源（图 113）。

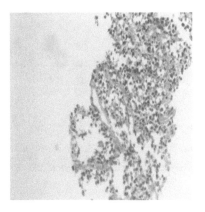

图 113　锁骨上淋巴结病理诊断非霍奇金弥漫
大 B 细胞淋巴瘤（HE 染色，10 倍）

诊疗经过：患者入院后考虑皮肌炎活动，予甲强龙40mg，静脉点滴，每日1次，环磷酰胺0.6g，静脉滴注，每周一次，免疫抑制治疗。同时考虑患者老年男性，皮肌炎频繁复发，低蛋白血症，既往纵隔、锁骨下淋巴结肿大，入院后完善全身检查、积极除外恶性肿瘤。再次动员患者及家属行有创穿刺及病理检查，患者及家属最终同意行胃镜及颈部、锁骨上淋巴结穿刺，胃部活检、颈部淋巴结及锁骨上淋巴结病理均提示非霍奇金弥漫大B细胞淋巴瘤。建议患者血液科就诊，激素逐渐减量，停用免疫抑制剂治疗。遵患者家属意见，病情未告知本人，因患者高龄，家属表示拒绝化疗，对症保守治疗。后患者出院。

最终诊断：皮肌炎，非霍奇金弥漫大B细胞淋巴瘤，双下肢动脉硬化伴斑块形成，右小腿肌间静脉局部血栓形成，慢性萎缩性胃炎伴糜烂，舌根肿物切除术后，双眼白内障术后。

病例分析

患者老年男性，慢性病程，反复发作全身弥漫性皮疹、四肢水肿、肌无力，进食后腹胀，化验LDH升高，肌肉病理提示小灶性肌纤维胞质溶解、细胞变性，肌纤维间隙可见淋巴样细胞浸润，根据1975年Bohan/Peter建议的多发性肌炎/皮肌炎（PM/DM）诊断标准，符合皮肌炎诊断（对称性近端肌无力；肌肉活检提示肌纤维变性坏死、炎细胞浸润；血清LDH升高；眶周及暴露部位皮疹、Gottron征）。但是根据2004年国际肌病协作组建议的IIM分类诊断标准，患者虽然符合临床标准，但是并不符合皮肌炎相应病理标准，如束周萎缩、膜攻击复合物MAC沉积、束周纤维MHC-Ⅰ表达、血管周围及肌束膜炎性细胞浸润。综合以上疑点，我们在诊疗

笔记

过程中十分警惕其他疾病（如恶性肿瘤）继发皮肌炎可能。患者第2次入院我们进行了全身检查，发现纵隔内、锁骨下多发肿大淋巴结，建议患者行淋巴结穿刺，患者进食后腹胀，动员患者行胃镜检查，但是患者家属均拒绝上述检查。当患者病情反复第3次入院后，我们再次动员家属，积极检查，患者及家属最终同意胃镜及淋巴结穿刺检查，结果不同部位病理均提示为非霍奇金弥漫大B细胞淋巴瘤。因此，该患者最终诊断皮肌炎合并淋巴瘤，这也是患者病情反复难以控制的原因。

皮肌炎与恶性肿瘤有着很强的相关性，文献报道大概15%成人皮肌炎患者合并肿瘤，尤其是年龄大于40岁者，常见肿瘤如卵巢癌、肺癌、胰腺癌、胃癌和结直肠癌。皮肌炎诊断1年内合并恶性肿瘤的风险最高，可能的原因是某些恶性肿瘤在发病之初仅表现出皮肤、肌肉症状，类似皮肌炎，但随着疾病进展最终为恶性肿瘤。多发性肌炎/皮肌炎预后均较差，死亡率是正常人群的2.92倍，主要死亡原因是心脏受累（22%）、肺脏受累（22%）、感染（15%）和合并肿瘤（11%）。高龄、男性、非高加索人、合并肿瘤、食道受累、呼吸系统受累和心脏受累均是预后不良因素。此患者高龄，男性，合并肿瘤，食道受累，具有以上4项预后不良因素，因此预后较差。

病例点评

本例老年男性患者，以全身皮疹、四肢肌无力、腹胀为主要症状，有皮肌炎特征性的皮疹：向阳疹、V字征、披肩征、Gottron征，肌肉活检有肌肉损伤及炎性细胞浸润，诊断皮肌炎明确。经激素和免疫抑制剂治疗病情也见好转，但患者两年内多次病情复发加

笔记

重，三次住院，需要提示我们重新鉴别诊断，积极寻找其他原因，尤其是恶性肿瘤。最终经病理活检确诊为合并淋巴瘤。皮肌炎与恶性肿瘤密切相关，合并实体瘤比较多见，本例合并淋巴瘤并不多见。当病情难以解释时，应积极追索病因，避免漏诊误诊。

参考文献

1. Findlay A R, Goyal N A, Mozaffar T, et al. An overview of polymyositis and dermatomyositis. Muscle Nerve, 2015, 51 (5): 638 – 656.

2. Aussy A, Boyer O, Cordel N, et al. Dermatomyositis and immune – mediated necrotizing myopathies: a window on autoimmunity and cancer. Front Immunol, 2017, 21 (8): 992.

笔记

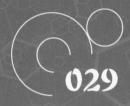

029 皮疹－发热－下肢无力－ 尿便失禁－系统性红斑狼疮 合并横贯性脊髓炎

病历摘要

患者，女性，41 岁。主因"头面部皮疹 4 个月，发热 10 天"于 2013 年 11 月 26 日收入院。

现病史： 患者 4 个月前染发后出现头面部及前胸部红色斑片状皮疹，未突出皮面，压之不褪色，无明显瘙痒，同时有光过敏现象出现，日晒后头颈部、四肢暴露部位出现红色皮疹，可自行减轻，就诊于某医院，诊断为"脂溢性皮炎"，予中药治疗，皮疹较前缓解。10 天前无明显诱因出现发热，体温最高为 39℃，夜间重，伴畏寒、寒战、全身肌肉酸痛，伴乏力、脱发、头面部及前胸部皮疹加重。偶有咳嗽、咳痰，痰为白黏痰，量少，易咳出，就诊于我院急诊。查血常规 WBC 3.93 × 10⁹/L，GR 69%，HB 107g/L，PLT

208

180×10^9/L，胸 CT 提示肺部感染，予莫西沙星抗感染、利可君升白细胞等对症治疗，症状无好转。7 天前患者仍有发热，体温波动在 38 ~ 39℃，伴阵发性咳嗽、咳痰，痰为白色黏痰，伴鼻塞，流黄色脓性鼻涕，再次就诊于我院门诊，查血常规：WBC 3.65 × 10^9/L，GR 67.7%，Hb 104g/L，考虑不除外抗生素所致白细胞减少，将抗生素调整为硫酸依替米星，并给予对乙酰氨基酚退热、盐酸氨溴索祛痰等对症治疗。患者仍持续发热，于 4 天前以"发热待查"收入我院呼吸科。入院后完善相关检查，间接免疫荧光法抗核抗体（ANA）+ 1 : 640（均质型、斑点型），间接免疫荧光法抗双链 DNA 抗体阴性，金标法抗双链 DNA 抗体 + 1 : 40，免疫斑点法抗 Sm 抗体、抗 RNP 抗体、抗 SSA 抗体、抗 SSB 抗体、核糖体抗体均阳性，免疫印迹法抗 Sm 抗体 + 13.5，28，29KD、抗 RNP 抗体 + 22，32，70KD、抗 SSA 抗体 + 52KD、抗 SSB 抗体 + 45，47KD。IgG 2710mg/dl，IgA 293mg/dl，IgM 324mg/dl，补体 C_3 20.5mg/dl，补体 C_4 3.53mg/dl，考虑系统性红斑狼疮，为进一步诊治转入风湿科病房。

既往史：体健，无特殊病史。16 年前行剖宫产手术。13 岁初潮，月经规律，G1P1，剖宫产一女。

入院查体：体温 37.8℃，脉搏 66 次/分，呼吸 18 次/分，血压 110/70mmHg。神清，状可，头部可见斑片状红色皮疹，略突出皮面，头发稀疏，颈部及上胸部皮肤满布红色皮疹，不突出皮面，压之不褪色，不伴脱屑。全身浅表淋巴结未及肿大。双肺呼吸音粗，左下肺可闻及湿性啰音。心前区无异常隆起及凹陷，心律齐，各瓣膜听诊区未闻及心脏杂音。腹软，无压痛、反跳痛、肌紧张，双下肢无水肿。

辅助检查：

血常规：白细胞（WBC）2.20 × 10^9/L，中性粒细胞百分比

68.2%，血红蛋白（HGB）97g/L，血小板（PLT）125×10^9/L。

ESR 67mm/h，CRP 25.20mg/L。

尿常规：PRO（+），BLD（+++），RBC 40～45/HP，WBC（－），GLU（－），BIL（+-）3.3μmol/L，KET（+）。

尿蛋白4项：微量白蛋白3.98mg/dl，α_1-微球蛋白4.73mg/dl，转铁蛋白0.26mg/dl，免疫球蛋白IgG 5.31mg/dl。

24h尿蛋白定量<0.15g。

肌酐清除率：血肌酐54.0μmol/L，尿肌酐2499.0μmol/L，肌酐清除101.56ml/min，24小时尿量3.20L。

肝功能正常，Alb 26.5g/L。

免疫球蛋白：IgG 2900mg/dl，IgA 305mg/dl，IgM 420mg/dl，补体C_3 29.4mg/dl，补体C_4 8.4mg/dl。

类风湿因子：阴性。

抗心磷脂抗体：阴性。

贫血相关化验：血清铁7.6μmol/L(7.8～32.3μmol/L)，总铁结合力27.0μmol/L(48.3～60μmol/L)，维生素B_{12} 177pg/ml（<190pg/ml有意义），叶酸10.05ng/ml(3.1～19.9ng/ml)，铁蛋白395.6ng/ml(11～306ng/ml)。

呼吸道九联检、病毒七项、支原体、衣原体抗体均阴性。

腹部B超：未见异常。

肺CT：左肺上叶下舌段胸膜下结节影，建议动态观察。左肺下叶少许腺泡结节，少许炎症不除外。两侧腋窝区及纵隔内多发淋巴结影，部分增大，右侧斜裂胸膜增厚。

诊疗经过：入院后结合病史及实验室检查，考虑患者系统性红斑狼疮诊断明确，狼疮累及皮肤、血液系统、肾脏，同时合并肺部感染。入院后予甲强龙40mg静脉滴注，每日1次治疗，同时予抗

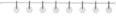

生素控制感染，体温降为正常。1 天后患者间断出现四肢抽搐、牙关紧闭，每次持续 1～2 分钟，伴意识丧失，无大小便失禁，共发作 3 次，间断给予鲁米那、氟哌啶醇及安定对症治疗。完善颅脑 CT 平扫＋增强示：右侧椎动脉纤细，双侧大脑前动脉略显粗细不均，右侧大脑前动脉近段纤细，前交通开放。颅脑 MRI 示未见明显病灶。考虑患者癫痫发作，出现狼疮性脑病可能，调整激素为甲强龙 500mg 冲击治疗，联合应用免疫抑制剂环磷酰胺 1g，冲击治疗一次。治疗后患者未再出现抽搐，但激素冲击第 2 天患者突发双下肢无力，伴尿便失禁，双下肢感觉消失，查体双下肢肌力Ⅱ级，双足下垂，双侧 Babinski 征阴性。行腰椎穿刺术，测脑脊液压力 75mmH$_2$O，予鞘内注射地塞米松 10mg，过程顺利。脑脊液化验常规及生化未见明显异常，脑脊液涂片未见细菌、脑膜炎双球菌、隐球菌及结核菌。行胸椎 MRI（图 114～图 115）：上胸段脊髓中央可见条形长 T1 长 T2 信号，考虑存在横贯性脊髓炎。继续甲强龙 500mg qd 冲击治疗 3 天，序贯予甲强龙 80mg qd，并予丙种球蛋白 20g 冲击治疗 5 天。经上述治疗后患者双下肢肌力恢复为Ⅲ级，双下肢感觉逐渐恢复正常。继续用甲强龙联合环磷酰胺 0.8g，每 2 周一次治疗，同时康复锻炼。2 周后患者双下肢肌力Ⅳ级，双足可自主活动，大小便恢复正常，复查白细胞（WBC）4.0×10^9/L，中性粒细胞百分比 82.1%，血红蛋白（HGB）82g/L，血小板（PLT）144×10^9/L。血沉 70mm/h，Alb 23.4g/L，IgG 3240mg/dl，IgA 167mg/dl，IgM 192mg/dl，补体 C$_3$ 42.2mg/dl，补体 C$_4$ 5.04mg/dl。间接免疫荧光法抗核抗体（ANA）＋1∶640（均质型、斑点型），间接免疫荧光法抗双链 DNA 抗体阴性，金标法抗双链 DNA 抗体阴性，免疫斑点法和免疫印迹法抗 Sm 抗体、抗 RNP 抗体、抗 SSA 抗体、抗 SSB 抗体、抗核糖体抗体仍然为阳性。患者出院，继续康复锻炼，同时甲泼尼龙口服并逐渐减量，环磷酰胺 0.6g，每 2 周一次。4 周后复查，体温正常，皮疹消退，未再发生抽搐，双下肢肌力恢复正常。复查血沉降为正常。

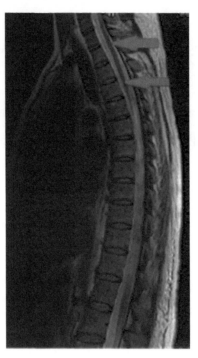

图 114　胸椎 MRI 矢状面：上胸段脊髓、全脊髓可见条形长 T1 长 T2 异常信号

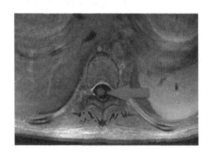

图 115　胸椎 MRI 横截面：上胸段脊髓中央可见圆形异常信号

最终诊断：系统性红斑狼疮，狼疮性脑病，脊髓横断损伤，狼疮血液系统受累，白细胞减少症，贫血，狼疮肾脏受累，肺部感染，低白蛋白血症。

笔记

病例分析

　　患者中年女性，慢性病程，急性加重，头面部前胸部皮疹、光过敏、脱发、发热、血 WBC 减低、尿蛋白阳性、尿中红细胞增多、癫痫发作、横贯性脊髓炎，多种自身抗体阳性（ANA 阳性、抗 dsDNA 阳性、抗 Sm 抗体阳性、抗 RNP 抗体阳性、抗 SSA 抗体阳性、抗 SSB 抗体阳性、抗核糖体抗体阳性），根据 1997 年美国风湿病学会（ACR）推荐的系统性红斑狼疮分类标准，患者符合 11 条中的 5 条（光过敏、癫痫发作、白细胞减少、ANA 阳性、抗 dsDNA 抗体/抗 Sm 抗体阳性）；根据 2012 年国际狼疮研究临床协作组（SLICC）修改的系统性红斑狼疮分类标准，患者符合 3 条临床标准（脱发、癫痫发作和脊髓炎、白细胞减少）和 4 条实验室标准（ANA 阳性、抗 dsDNA 抗体阳性、抗 Sm 抗体阳性、低补体血症），此患者系统性红斑狼疮诊断明确。患者多系统受累，包括中枢神经系统、血液系统、肾脏，同时血清学出现多种自身抗体，临床病情评估 SLEDAI 评分 22 分，考虑为重型系统性红斑狼疮，疾病重度活动。

　　系统性红斑狼疮神经系统损伤多种多样，1997 年 ACR 的分类标准中纳入诊断标准的神经精神损伤仅指癫痫发作和精神病，而 2012 年 SLICC 的分类标准将神经系统损伤范围扩大，包括癫痫发作，精神病，多发性单神经炎，脊髓炎，外周或颅神经病变和急性狂乱状态。横贯性脊髓炎在系统性红斑狼疮中不多见，发生率在 1%～2%，常见临床表现为感觉缺失、运动障碍和尿道括约肌功能失调，MRI 最常见表现为颈髓至胸髓中低节段 T2 信号增强。横贯性脊髓炎临床少见，仍以经验治疗为主，推荐大剂量激素冲击，同

 笔记

时免疫抑制剂（环磷酰胺）治疗，严重病例可考虑甲氨蝶呤（10~20mg）联合地塞米松（10mg）鞘内注射。此患者应用甲强龙冲击、丙种球蛋白冲击、环磷酰胺及鞘内注射地塞米松等治疗，下肢肌力逐渐恢复、感觉功能恢复、尿便失禁恢复正常，治疗效果较好。

病例点评

这是一例典型的系统性红斑狼疮患者，临床以皮肤黏膜症状起病，逐渐出现血液、肾脏、中枢神经系统的累及，尤其是最后出现严重的中枢神经系统受累（癫痫发作和横贯性脊髓炎），提示存在狼疮危象，随时有生命危险。对系统性红斑狼疮患者明确诊断后评估病情的活动性和严重程度也非常重要，决定激素和免疫抑制剂的应用剂量，尤其是病情突然变化时正确的判断及时的处理更为重要。当患者出现癫痫发作、突发的下肢无力和尿便失禁时，积极排查其他疾病如中枢神经系统感染，及时行脊髓核磁明确诊断，并且在最短的时间内进行激素冲击治疗，为患者的治疗赢得了宝贵的时间，在最佳的时机以最强的治疗，因此患者短期内恢复较快。患者的多抗体阳性预示着预后差，内脏损伤的概率高，尤其是抗核糖体抗体阳性与狼疮性脑病的发生密切相关。

参考文献

1. Jafri K, Patterson S L, Lanata C, et al. Central nervous system manifestations of systemic lupus erythematosus. Rheum Dis Clin North Am, 2017, 43（4）: 531-545.

2. 沈思钰，朱培元，傅晓东，等. 系统性红斑狼疮合并脊髓炎的临床研究进展. 临床内科杂志, 2016, 33（9）: 644-646.

笔记

030
面具脸－雷诺现象－
关节痛－指端坏疽

病历摘要

患者，女性，61 岁。主因"面部皮肤发硬 15 年，双手近端指间关节肿痛 2 年，指端坏疽 1 年"于 2019 年 1 月 7 日入院。

现病史：患者 15 年前无诱因自觉面部皮肤发紧发硬，双手指遇冷后皮肤苍白、变紫、变红，双手皮肤逐渐发硬，紧绷感明显以致影响握拳，并有进食粗质食物时吞咽困难，无四肢关节肿痛，无发热、皮疹，无脱发、光过敏、口腔溃疡等不适，就诊于北京某医院，完善右腕部皮肤活检诊断为系统性硬化症，予白芍总苷胶囊及中药治疗。自诉曾口服激素及免疫抑制剂治疗（具体不详），2 周后因严重消化道症状后自行停用。10 余年来未再治疗，上述症状无加重。2 年前无诱因逐渐出现双手第 1～第 5 近端指间关节、第 2～

第5掌指关节肿痛，伴晨僵，晨僵持续时间1～2小时，伴头晕、活动后气短，就诊于西苑医院，予口服中药治疗（具体不详），自诉活动后气短症状逐渐减轻，关节肿痛间断发作。1年前逐渐出现双腕关节肿痛，左手第2、第3指近端指间及右手第4指近端指间关节屈曲畸形，不能伸直，右手第2、第3指指端溃疡伴疼痛，后出现干性坏疽，活动后胸痛、气短较前加重，间断于西苑医院予口服中药治疗。患者关节肿痛及指端干性坏疽进行性加重，10余天前就诊于我院门诊，考虑诊断为"系统性硬化症、雷诺综合征、类风湿关节炎?"，给予白芍总苷胶囊0.6g，每日3次、甲氨蝶呤片10mg，每周一次治疗，关节肿痛症状稍缓解，但指端干性坏疽症状无明显减轻。现为进一步诊治收住院。

患者自发病以来，神志清楚，饮食欠佳，进食粗质食物时哽噎感明显，吞咽费力，睡眠尚可，大便3～4次/日，小便正常。近10余年体重逐年下降1～2斤/年。

既往史：陈旧性肺结核病史50余年，支气管扩张病史40余年，阑尾切除术后病史40余年，剖宫产术后病史20余年，冠状动脉粥样硬化性心脏病病史2年余。2年余前外伤后出现左侧髌骨撕裂，予石膏固定后好转。月经及婚育史正常。

入院查体：体温36.5℃，脉搏95次/分，呼吸18次/分，血压95/60mmHg，神清，状可，面部皮肤紧绷呈面具脸（图116），鼻子尖，口唇薄，张口受限。全身皮肤未见皮疹、皮下结节，无瘀点、瘀斑及出血点。全身皮肤弹性差，皮下脂肪少。双肺呼吸音粗，右下肺可及湿啰音。心律齐，P2＞A2，各瓣膜区未闻及病理性杂音。腹平坦，腹软，无压痛、反跳痛、肌紧张。双腕关节肿胀，左手第2～第5近端指间关节、右手第3～第5近端指间关节肿胀，双手第1掌指关节、双手第2～第5近端指间关节压痛（＋），左手第2、第3指近端指间及右手第4指近端指间关节屈曲畸形（图117），右手第2、第3指指端干性坏疽（图118），双下肢无水肿。

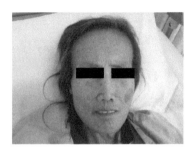
图116　面具脸，鼻子尖，口唇薄

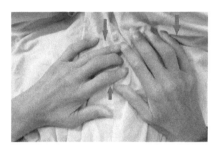
图117　近端指间关节屈曲变形

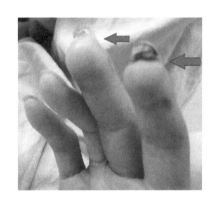
图118　右手第2、第3指指端干性坏疽

辅助检查：

血常规：白细胞 9.13×10^9/L，中性粒细胞百分比 56.6%，血红蛋白 112g/L，血小板 352×10^9/L。血沉 59mm/h。

尿常规、便常规：未见异常。

生化：肝功能、肾功能、电解质正常。

免疫学指标：类风湿因子（RF）阴性，抗角蛋白抗体（AKA）弱阳性，抗核周因子（APF）弱阳性，抗环瓜氨酸肽 IgG 抗体（CCP）390.2U/ml。免疫球蛋白 IgG 1890mg/dl，IgA 634mg/dl，补体 C_3、补体 C_4 正常，间接免疫荧光法 ANA 1∶320（着丝点型），ANA 1∶160（胞质型），免疫斑点法抗 SSA 抗体阳性，免疫印迹法

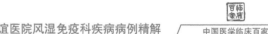

抗 SSA 抗体 +52KD，ANCA 阴性。

胸 CT 平扫：左肺下叶支气管扩张伴感染，右肺中叶斑片实变，范围较前增大，考虑炎症，双肺陈旧病变可能，双侧胸膜肥厚，右侧胸膜局部钙化，少量心包积液。

腹部彩超：肝、胆、胰、脾、肾未见占位。

双手正位相 X 线检查（图 119）：双手骨皮质变薄，骨小梁稀疏，右手第 2、第 3 远节指骨骨质吸收，骨皮质消失，部分关节间隙变窄、消失。

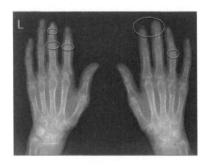

图 119　双手正位上 X 线

注：左手第 2、第 3 近端指间关节、第 3 远端指间关节、右手第 4 近端指间关节间隙明显狭窄，右手第 2、第 3 远节指骨骨质吸收

双足 X 线检查：双足骨质疏松，跗跖关节间隙模糊、变窄，关节面密度不均匀，部分趾间关节缘骨质增生。

骨密度：T score 腰椎 −3.3 ～ −3.7（表 7），髋关节 −2.2 ～ −3.2（表 8），结果示严重骨质疏松。

表 7　腰椎骨密度

Region	Area (cm²)	BMC (g)	BMD (g/cm²)	T score	PR (%)	Z score	AM (%)
L1	15.2	9.52	0.627	−3.3	63	−2.0	74
L2	14.89	9.71	0.652	−3.4	63	−1.9	75
L3	15.67	10.84	0.692	−3.6	64	−2.0	76
L4	20.14	13.18	0.655	−3.7	62	−2.1	74
Total	65.90	43.25	0.656	−3.6	63	−2.0	74

表8　髋关节骨密度

Region	Area (cm²)	BMC(g)	BMD (g/cm²)	T score	PR (%)	Z score	AM (%)
Neck	4.54	2.61	0.576	-2.5	68	-1.1	82
Troch	10.15	4.01	0.395	-3.0	56	-2.1	65
Inter	16.92	10.98	0.649	-2.9	59	-2.1	66
Total	31.61	17.61	0.557	-3.2	59	-2.1	68
Ward's	1.28	0.61	0.477	-2.2	65	-0.1	97

超声心动检查:EF 65%,三尖瓣轻度反流流束(估测肺动脉压69mmHg),二尖瓣、肺动脉瓣、主动脉瓣轻度反流流束。

冠脉CTA:冠状动脉呈右优势型;左主干显影好,管壁可见点状钙化斑块,管腔轻度狭窄小于50%;前降支近段、中段可见钙化及非钙化斑块影,管腔重度狭窄,最窄处约90%;第一、第二对角支管腔、管壁未见异常;回旋支近段见点状钙化影,管腔轻微狭窄;右冠状动脉可见散在钙化斑块,管腔轻度狭窄;后降支显影好,管壁可见钙化斑块,管腔轻度狭窄;心肌密度均匀,未见肥厚或变薄,心腔内未见异常密度影;右肺动脉增粗(图120)。

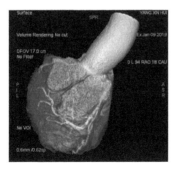
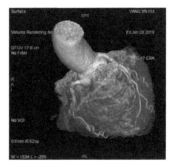

图120　冠脉CTA结果

注:前降支近段、中段管腔重度狭窄,斑块形成

诊疗经过:入院后结合症状、病史及化验检查结果,考虑患者重叠综合征,系统性硬化症,类风湿关节炎诊断明确,予甲泼尼龙

16mg，每日 1 次、来氟米特片 20mg，每日 1 次、艾拉莫德片 25mg，每日 2 次治疗，并予凯时改善微循环，碳酸钙片、骨化三醇、利塞膦酸钠抗骨质疏松治疗。患者应用上述药物 1 周后关节肿痛较前减轻，坏疽指端肿胀较前减轻，双手、双腕活动度较前好转。患者间断活动后胸闷、气短，既往外院怀疑冠心病，入院后查冠脉 CTA 明确为冠心病，请心内科会诊后，予拜阿司匹林、倍他乐克、单硝酸异山梨酯、阿托伐他汀等治疗，并转入心内科行冠脉造影、PCI 治疗。

最终诊断重叠综合征（系统性硬化症、类风湿关节炎），冠状动脉粥样硬化性心脏病，严重骨质疏松，陈旧肺结核，支气管扩张，阑尾切除术后，剖宫产术后。

病例分析

患者老年女性，慢性病程，面部皮肤发硬、双手皮肤发硬 15 年，伴雷诺现象、吞咽困难、肺动脉高压，根据 1980 年美国风湿病学会（ACR）提出的系统性硬化症分类标准，患者系统性硬化病诊断明确。患者 2 年来出现双腕、双手多关节肿痛，伴局部关节畸形，血沉增快，血清学指标抗 CCP 抗体、抗角蛋白抗体、抗核周因子均阳性，根据 ACR/EULAR2010 年 RA 分类标准，患者评分为 10 分（≥6 分为阳性），类风湿关节炎诊断明确。因此患者诊断为系统性硬化症与类风湿关节炎重叠存在。

系统性硬化症是一种非常少见的病因不明的弥漫性结缔组织病，发生率在万分之一到万分之三之间。除了皮肤硬化和雷诺现象，系统性硬化症最常见受累器官为消化道和肺脏。消化道任何部位均可受累，其中食管受累最为常见，发生率为 45% ～83%，肺部受累发生率为 64% ～73%，常见肺间质病变和肺动脉高压。系统性硬化症心脏受累的发生率明显低于消化道和肺部,为9%～25%。此患者面部、手指皮肤硬化,雷诺现象,食道受累(吞咽障碍),肺部受累(肺动脉高压),心脏受累(冠心病),全部表现均与文献报道相符,是一例典型的系统性硬化症患者。

系统性硬化症的预后因其皮肤受累范围及程度、内脏器官受累情况而定。早期治疗的目的在于阻止新的皮肤和脏器受累,而晚期的目的在于改善已有的症状。治疗药物主要为激素及免疫抑制剂,通常只能减轻疼痛和改善功能,往往达不到令人满意的结果。国外有报道应用间充质干细胞治疗系统性硬化症,动物实验提示间充质干细胞参与了纤维化和血管形成过程,因此提示间充质干细胞治疗可作为一项针对病因的治疗,但目前仅是动物实验和Ⅰ期临床试验数据,我们期待进一步的研究结果。

本例患者有明显的肺动脉高压,使患者的预后更差。除针对原发病用激素和(或)免疫抑制剂外,主要针对肺动脉高压的治疗可分为基本治疗和加强治疗。基本治疗包括氧疗、利尿、强心和抗凝等。加强治疗主要是指应用血管扩张剂,以往常用的钙通道阻滞剂只应用于急性血管扩张试验阳性者,但肺动脉高压患者该试验阳性不足10%,因而应用有限。新型血管扩张剂包括前列环素类似物、内皮素受体拮抗剂和磷酸二酯酶抑制剂等,这些药物能改善肺动脉高压的血流动力学指标和运动耐量,延长患者的生存期,因此早期应用意义重大。

🔲 病例点评

本例为典型的系统性硬化症患者,有面具脸、雷诺现象、吞咽困难、肺动脉高压等典型的皮肤表现及受累脏器。患者病程较长,随着

笔记

221

疾病进展,近两年出现关节肿痛,关节变形,类风湿关节炎诊断亦明确。考虑系统性硬化症基础上重叠出现类风湿关节炎,预后更差。治疗上需兼顾二者,仍然以激素和免疫抑制剂为基础,同时针对血管病变的治疗(手足避冷保暖,改善微循环,新型血管扩张剂的应用等),以及相应脏器治疗(冠心病药物及介入治疗)。患者应用慢作用抗风湿病药物治疗后类风湿关节炎相对较易控制,但是系统性硬化症的治疗效果相对较差,尤其进入病程后期,以纤维化为主时缺乏有效的治疗方法,出现肺动脉高压更是难以控制。此例提示我们对于风湿病,要强调早期诊断早期治疗,才能最大程度的控制疾病进展,改善患者预后。

参考文献

1. Rozier P, Maria A, Goulabchand R, et al. Mesenchymal stem cells in systemic sclerosis: allogenic or autologous approaches for therapeutic use? Front Immunol, 2018,9:2938.

2. Kucharz E J, Kopec – medrek M. Systemic sclerosis sine scleroderma. Adv Clin Exp Med,2017,26(5):875 – 880.

笔记

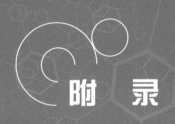

附 录

首都医科大学附属北京友谊医院简介

首都医科大学附属北京友谊医院始建于1952年，原名为北京苏联红十字医院，是新中国成立后，在苏联政府和苏联红十字会援助下，由党和政府建立的第一所大型医院。1954年位于西城区的新院址落成时，毛泽东、周恩来、刘少奇、朱德等老一辈革命家为医院亲笔题词。毛泽东主席特别题词"减少人民的疾病，提高人民的健康水平"。

1957年3月，苏联政府将医院正式移交我国政府，周恩来总理亲自来院参加了移交仪式。1970年，周总理亲自为医院命名为"北京友谊医院"。

德高望重的老一辈医学专家为北京友谊医院的创建和发展做出

了无私的奉献，包括钟惠澜教授，中国科学院生物学部委员，我国第一位热带病学家；王宝恩教授，第一个在国际上提出并首先证明了早期肝硬化的可逆性；李桓英研究员，著名麻风病防治专家，获国家科技进步一等奖；祝寿河教授，儿科专家，第一个提出654－2可以改善病儿微循环功能障碍；于惠元教授，施行了我国第一例人体亲属肾移植手术。

目前，首都医科大学附属北京友谊医院是集医疗、教学、科研、预防和保健为一体的北京市属三级甲等综合医院，是首都医科大学第二临床医学院。医院设有西城院区和通州院区，其中通州院区位于北京城市副中心。拥有硕士培养点31个、博士培养点27个。研究生导师137名；教授、副教授近140名。近60名教授在中华医学会各专业学会、北京分会及国家级杂志担任副主委以上职务。

医院综合优势明显，专业特色突出，共有临床医技科室54个。胃肠、食管、肝胆、胰腺疾病诊治，肝移植，泌尿系统疾病诊治，肾移植，血液净化，热带病、寄生虫及中西医结合诊治是医院的专业特色。消化内科、临床护理、地方病（热带医学）、普通外科、重症医学科、检验科、病理科、老年医学等临床医学专业获批国家临床重点专科项目，医院设有北京市临床医学研究所、北京热带医学研究所、北京市中西医结合研究所和北京市卫生局泌尿外科研究所，拥有消化疾病癌前病变、热带病防治研究、肝硬化转化医学、移植耐授予器官保护4个北京市重点实验室。

建院以来，医院得到了各级党委和政府的支持鼓励与悉心指导，也牢记着党和政府及人民群众的殷切希望与盈盈嘱托。在"仁爱博精"的院训精神指引下，医院始终坚持"全心全意为患者服务"，服务首都，辐射全国，大力加强人才队伍建设和医院文化建设，努力使患者信任、职工满意、政府放心。

首都医科大学附属北京友谊医院风湿免疫科简介

　　首都医科大学附属北京友谊医院风湿免疫科成立于 1990 年，是市属医院中第一个拥有独立风湿免疫专业和风湿免疫实验室的单位。风湿病学是一个新兴的、蓬勃发展的专业，风湿免疫科从创建至今二十九年，秉承"仁、爱、博、精"的院训，历经了创建、稳定、发展的过程。经过几代专家的努力，使我科成为大型综合医院不可或缺的专科，对常见及少见风湿病、难治性风湿病、重症风湿病积累了长足的诊治经验，在综合性大型医院中形成了自己的特色，并被评为卫生部风湿免疫科专科医生培训基地。

　　目前友谊医院西城院区和通州院区均有风湿科门诊和病房，西城院区床位 12 张，通州院区床位 6 张。现科室有医生 6 名，其中高级职称 3 名，博士 3 名，硕士 1 名。住院年收治患者 450 余人次，年门诊量 4 万余人次，并以每年 15% 的速度增长。诊治病种包括类风湿关节炎、骨关节炎、脊柱关节炎、系统性红斑狼疮、硬皮病、多肌炎/皮肌炎、干燥综合征、白塞病、各种系统性血管炎、成人斯蒂尔病及复发性多软骨炎等，目前能够进行包括抗核抗体谱，抗中性粒细胞胞质抗体谱，抗线粒体抗体谱，抗心磷脂抗体，抗环瓜氨酸肽抗体，免疫球蛋白 IgG 亚类，HLA－B27 等免疫相关检查，开展的研究和治疗项目包括关节腔穿刺、生物制剂注射、免疫吸附治疗风湿免疫病等。科室的诊治水平、医疗质量和医疗服务水平在市属医院中均享有良好的声誉。

笔记

225

作为规范化医生培训的风湿病亚专科基地，已培养住院医生数百名，从入科教育、科室培训、出科考核，均有成熟的规范的流程。同时还承担着首都医科大学五年制、七年制、进修生、本专科生培养工作。科室医疗资源丰富，形成了干燥综合征的临床和基础研究、类风湿关节炎的早期诊断和中西医结合治疗研究两个成熟的研究方向。作为主要承担单位，完成北京市卫生局课题；目前科内承担国家自然科学基金项目1项，首都医科大学基础临床合作课题1项，科内1人入选首批北京市医管局青年人才培养"青苗"计划项目。

现在的风湿免疫科经过几代人的努力，已经逐渐形成了一支临床经验丰富、精干务实的医疗、教学、科研队伍。在学科带头人段婷主任的带领下，全科同仁锐意进取、严谨有序、阳光向上，和谐发展。

笔记